身體不適

整復推拿師的

耳道開關術

提升「聽力」！

整復推拿師
清水六觀

楓葉社

靠自己預防和改善重聽！

在新冠肺炎長期肆虐下，現今因壓力而身體不適的人急速增加，其中深受重聽、耳鳴、暈眩等耳朵相關問題所苦的人數更是節節攀升。這與許多人因疫情受到外出限制，導致運動量不夠、被迫久坐於電腦桌前勢必有關。

由於聽力問題難以即時察覺，往往發現時都為時已晚。當對話時常常請對方再說一次、總是被家人抱怨電視開太大聲、開始聽不清別人的耳語時，很可能就是聽力正在衰退當中；若周遭明明沒有聲音，卻出現耳鳴症狀，不斷聽到聲音，很可能也是罹患重聽。這些都是耳朵功能衰退的警訊。

其中，好發於年輕人的突發性耳聾也有增加的傾向。

暈眩則是因為內耳（耳朵深處）不平衡而引起的症狀，常伴隨其他耳朵疾病發生。

數據顯示，耳朵功能會隨著年齡增長而衰退，75歲以上的高齡者中，超過半數的人受重聽所苦。然而，另一項調查結果顯示，全年齡層中有10．9％的人自覺有重聽問題。可見重聽不分年齡，人人皆可能罹患。

耳朵疾病不僅會影響生活品質，放任不管的話，甚至會影響認知功能。根據美國約翰．霍普金斯大學的研究，患有重聽的長者，其認知功能低落的比例較未患重聽的長者高出41％。

而我認為造成上述**耳朵功能衰退的原因，大多是因為頭骨不正的關係**。換言之，**只要解決頭骨歪斜的問題，就有望預防耳朵疾病。即便已經出現症狀，也能藉由自我保健來改善**。

因矯正頭骨而改善聽力的人陸續增加

我是專門矯正骨骼的治療師，藉由調整作為人體核心的骨頭及連結骨頭的關節，來幫助患者調理身心問題。

許多受重聽所苦而前來沙龍的患者，在經過頭骨矯正的治療後，都表示聽力獲得明顯的改善。

其實包括臉部在內，頭部的骨頭十分容易位移。當頭骨左右偏移而壓迫到骨頭時，偏移側的內耳耳膜和耳蝸（負責將耳膜收到的振動轉換為電波訊號，再傳遞至大腦的聽覺傳導器官）也會受到壓迫，導致聽力受損。

聽力不同於視力，無法以數值簡單衡量好壞，但我們收到許多患者的回饋，表示在接受矯正後，感覺原本堵塞的耳朵疏通了；本來打電話時難以聽清對方聲音的人，也恢復到可以正常地與人對話。

關鍵在於臉部中央的骨頭

矯正的關鍵對象，正是頭骨中位於臉部正中央的「蝶骨」。

過程中，我們會將手指放入耳道內，結果發現許多人的左右耳道大小不同。經過研究後得知，原本兩邊耳道的大小應該相近，但因為蝶骨歪斜而造成差異，嚴重歪斜的那側會有耳道較窄且淺的問題。

透過這些例子，可以歸納出聽力減弱的原因，有不少是因蝶骨位移而壓迫耳朵所致。

不僅如此，蝶骨也接近眼睛、鼻子及枕骨，些許的位移都可能影響到眼睛、鼻子等器官的功能。

換言之，**矯正蝶骨將影響整個頭骨，並有助於維持頸部以上器官的健康**。

幾經研究後，我思考出一套家庭保健療法，能靠自己改善蝶骨歪斜的問題，也就是本書將要介紹的「耳道開闔術」。

這是一套只需要花費1分鐘的時間，透過簡單按摩來刺激蝶骨，就能有效改善骨頭歪斜的方法。**「耳道開闔術」不僅能矯正整個頭骨，還能改善感覺器官失調的問題**。

改善聽力，讓大腦充滿活力、促進全身健康！

聽力與大腦功能密切相關。當「聽力」惡化時，耳朵接收到的資訊量就會減少，進而導致腦部刺激變少，影響到認知功能。**因此，若聽力獲得改善，便能活絡大腦，維持認知功能的正常運作**。

此外，耳朵問題與姿勢不良和生活習慣不佳也息息相關。應避免過勞與壓力、注意飲食均衡、維持良好的睡眠品質，恢復規律的生活節奏。

平時也可以時常活動筋骨，避免久坐或長時間維持同樣的姿勢，解決肩頸僵硬的問題，讓身體不要受寒。這些維持耳朵健康的方法，也有助於維持身體的健康。

我撰寫本書的目的，就是希望那些認為「年紀大就是會這樣」、「找不出原因，根本無法解決」而幾乎放棄、為不適所苦的人，能意識到「骨骼」的問題，並從中找出解決的方法。

當身體感到不適時，請好好接受這個無聲的警訊，仔細地保養身體，靠自己的力量來維護健康生活。

清水六觀

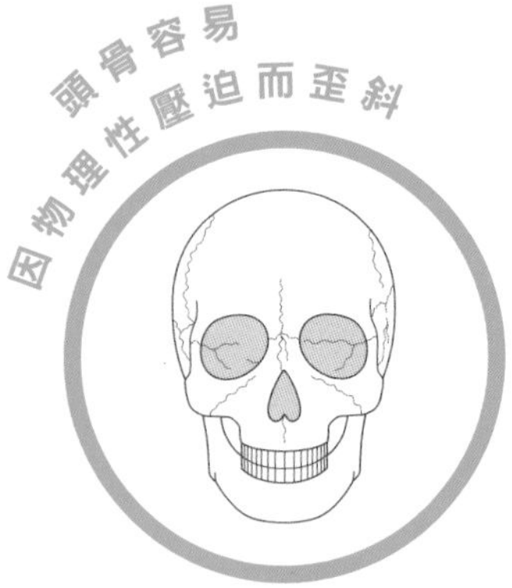

姿勢不良容易導致頭骨歪斜！

只要頭骨正了，就能治好你的耳、眼、鼻、口失調！

長時間駝背、身體前傾或生活習慣混亂，很容易造成頭骨歪斜。頭骨乘載著耳、眼、鼻、口（下巴），猶如感覺器官的收納盒；因此一旦頭骨歪斜，就會導致感覺器官的功能下降，引發各種問題，甚至影響大腦的功能。解決頭骨歪斜，有助於維持頸部以上器官的健康。

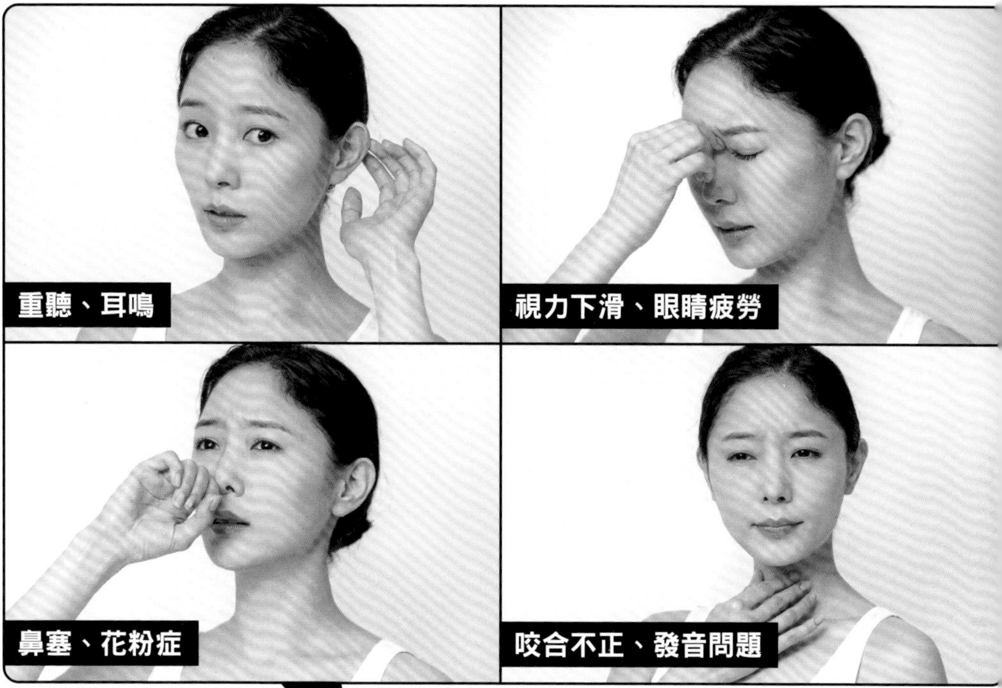
重聽、耳鳴
視力下滑、眼睛疲勞
鼻塞、花粉症
咬合不正、發音問題

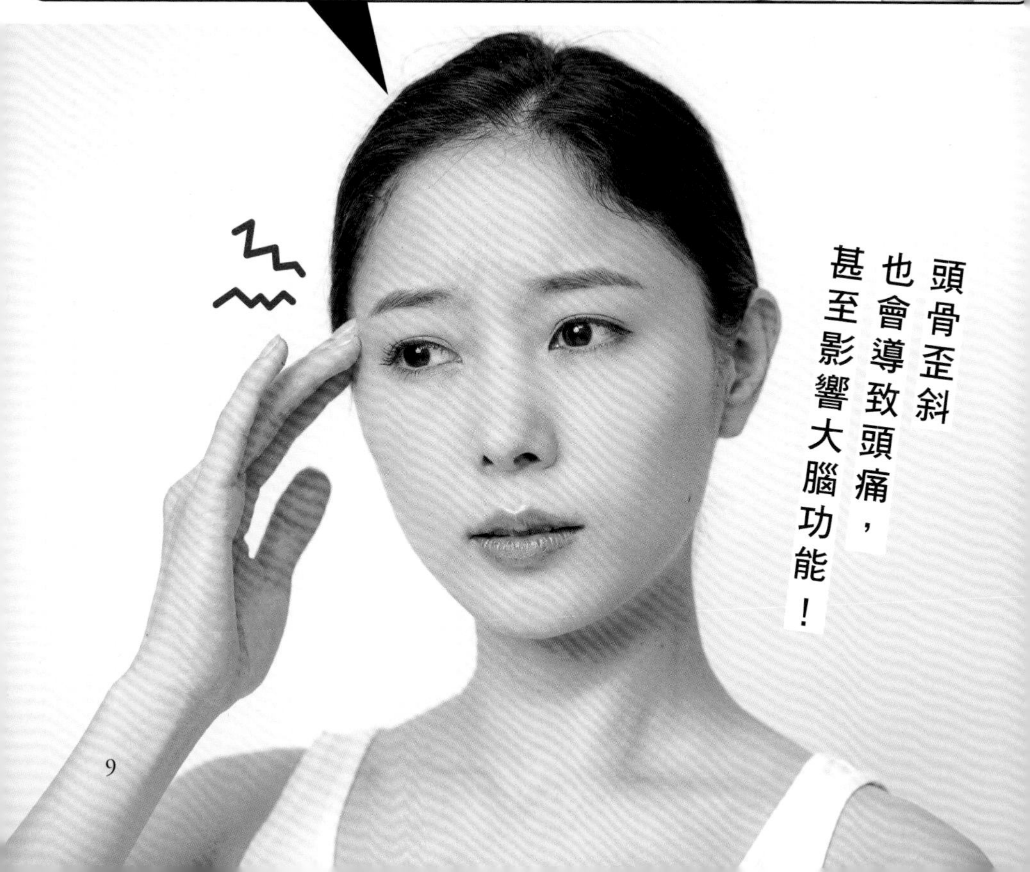
頭骨歪斜
也會導致頭痛，
甚至影響大腦功能！

改善聽力、讓視野更清晰，同時提升認知功能！

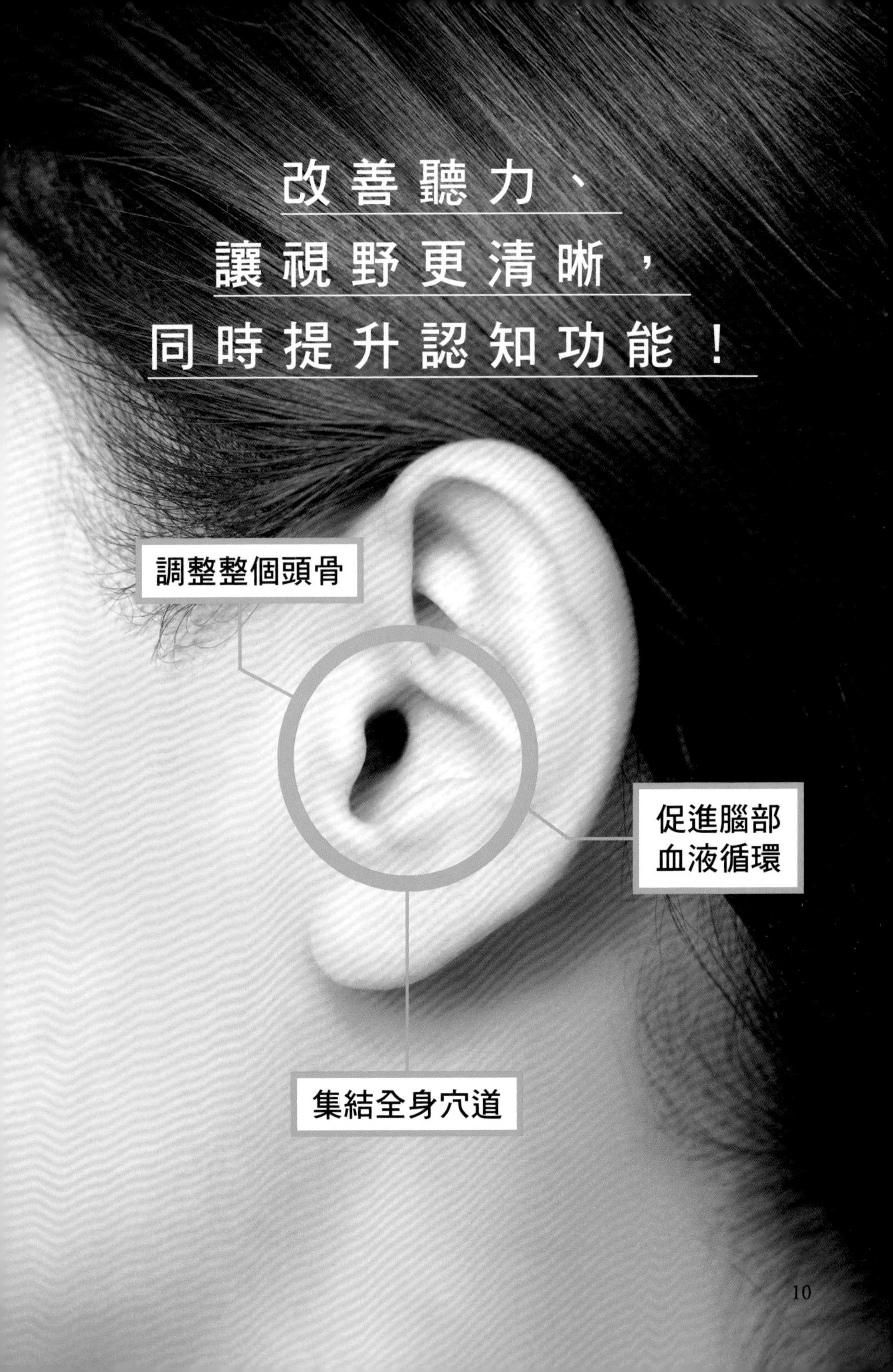
調整整個頭骨
促進腦部
血液循環
集結全身穴道

耳道是大腦的入口！能刺激整個頭骨

放鬆耳道，改善聽力，連帶提升大腦功能！

耳朵鄰近大腦，並有腦動脈經過，可說是大腦的入口。將手指伸入耳道按壓、擴張，可以刺激骨頭，並調整位移的頭骨；同時刺激周邊皮膚，藉此放鬆耳道，促進頭部的血液循環。這麼做不但能改善聽力、讓視野更清晰，還能提升認知功能。此外，耳朵裡還集結了與全身有關的穴道。

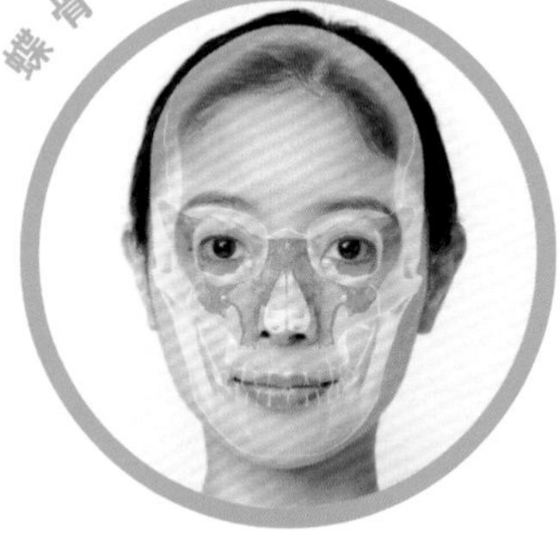

蝶骨是導正歪斜的「開關」！

只要短短1分鐘，簡單按摩頭骨中的關鍵骨頭，就能自我保健！

矯正頭骨最有效的方法就是從臉部中央的「蝶骨」著手。方法很簡單，只要將手指伸入耳道，往三個方向按壓（↓開關1），再從太陽穴往臉部中央收緊（↓開關2）即可。只要短短1分鐘，就能矯正蝶骨歪斜，並調整整個頭骨，改善感覺器官失調的問題。

開關 1

從上、前、下三個方向矯正蝶骨。

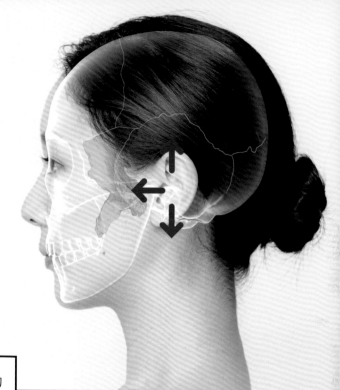

← 關於「耳道開關術」的作法，請見第二章。

開關 2

從太陽穴往中央收緊。

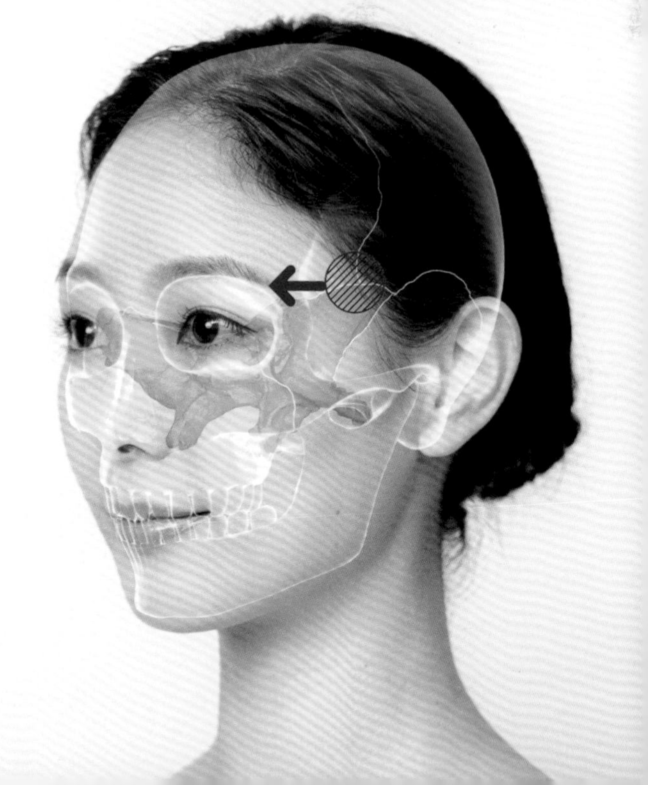

目錄

第2章
一口氣矯正頭部歪斜！【1分鐘耳道開關術】

第3章 將不適一掃而空【針對各部位的特別保健】

第4章 不知不覺間減緩不適，重返年輕！〔超簡單保健〕

本書特點

本書的內容組成如下：
第2章以後為實踐篇，依不適部位和矯正目的分類。

第1章	簡單講解頭骨位移或歪斜時，為何會造成重聽等感覺器官不適的症狀。
第2章	介紹「耳道開關術」，使關鍵的蝶骨歸位，並矯正整個頭骨。整套開關術所需時間為1分鐘，可改善聽力、提升大腦功能。
第3章	針對頭、耳、眼、鼻、下巴等頸部以上的部位，提供解決不適感的方法。在調整頭骨的過程中，同時放鬆各部位的肌肉，會有立竿見影的效果。
第4章	介紹自我保健的方法，有助於擺脫因年紀增長及壓力帶來的身體不適感。透過建立良好的習慣，讓頭骨不再輕易歪斜，達到預防效果。

所有方法都通用的重點

●按摩力道

請使用自己認為「微痛但舒適」的力道。即使力道輕微，只要確實按壓並實行一段時間，頭骨的位置就會改變，改善歪斜的問題。注意不要過於用力，當出現疼痛或麻痺等異常感受，請立刻停止按壓。

●按摩的次數與時間

請選擇容易持續下去的時間點操作，基本上應早晚各一次。除了依照特定方式執行外，也可以選擇2～3種方法，或是將第2～4章介紹的方法都執行一遍，請自行安排，並持續按摩。每項矯正方法都非常安全，沒有次數限制，最重要的是持之以恆，所以請選擇最適合自己的頻率來實踐。另外，操作前務必剪短指甲，並清潔手指。

如何閱讀教學頁

何種方法？

此處會標示該種方法的目的與特點。

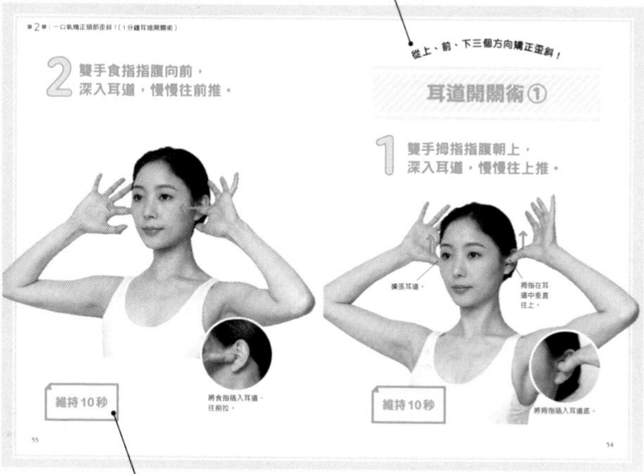

操作時間與次數

此處會標示最有效的操作時間和次數。

該用哪裡按壓？該按壓哪裡？

此處會清楚標示該用手的哪個部位按壓，以及應按壓在哪個位置上。

小訣竅

此處會標示能讓方法更具效果的小訣竅。

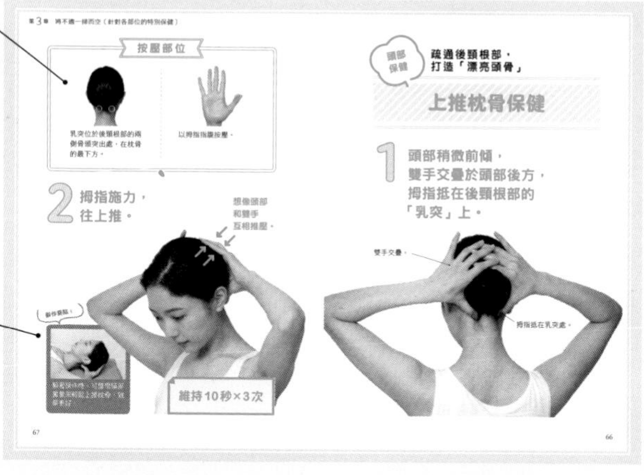

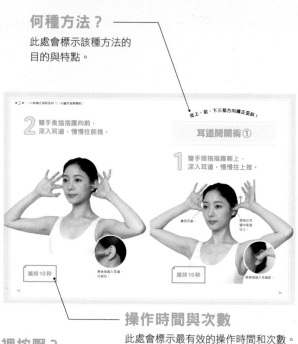

執行矯正術前的注意事項

- 若持續執行本書的方法1～2個月後，仍未感受到效果或身體出現異狀時，請立即停止。

- 當骨骼歪斜的狀況得到改善後，過往累積的疲勞可能會湧現，讓人昏昏欲睡。若這種症狀持續數日，請停止按摩，並觀察身體狀況。

- 本書提及的方法僅供自我保健使用。由非專家執行時，會有施力過小而無法達到應有效果；或力道過大而發生意外的風險，因此請務必僅用於自我保健。

- 孕婦請勿執行本書的按摩方法，產後亦請待身體狀況恢復後再執行。

- 頭部或脖頸感到強烈疼痛、患有顳顎關節症候群、本書提及的按壓部位有發炎症狀、本身有宿疾，或正在接受醫師診斷、治療者，請在執行本書方法前與醫師討論。

第 1 章

你的不適源自於「頭骨」歪斜！

感覺器官的訓練方式

邁入中高齡就開始訓練「感覺器官」！

日常生活中，我們常在無意識的狀態下，看、聽、嘗許多東西，受眼睛、耳朵、嘴巴接收到的感覺驅使。

人類所擁有的五感——視覺、聽覺、嗅覺、味覺、觸覺中，除了觸覺外，其他的「感覺器官」都集中在「頭部」。而視覺、聽覺、嗅覺、味覺這四個感覺器官，會接收外界豐富的資訊，將其正確地傳送到大腦。

當這些重要感官的感知方式變差時，不只會造成耳不聰、目不明，還會影響判斷、思考等認知功能，使人無法正確地應對事情，導致生活中出現各種障礙。

例如：當視力下滑而看不清時，過往看得見的標示會變得一片模糊，相當危險，造成外出不便；與周遭人士的認知也會出現落差，無法順暢地溝通。

聽力衰退同樣會對日常生活造成諸多影響。像是聽不見警示音等重要聲音，而招致危險；對話時需要不斷請對方重講，或是假裝聽見。

鼻塞時不僅呼吸不暢快，還會因為用嘴巴呼吸，導致失眠和免疫力下降。

若下巴歪斜而咬合不正，則會無法順利進食，甚至引起吞嚥障礙。

由此可知，**擁有健康的感覺器官，便能正確地接收「感覺」、豐富「認知」；反之，則會導致生活品質下降**。邁入中高齡階段就開始訓練感覺器官，可望改善日後的各種失調問題。

而鍛鍊感覺器官的關鍵，就在於作為乘載體的頭骨是否端正。

頭骨的構造

頭骨由多種骨頭組成

乘載著「感覺器官」的「頭」，究竟是由哪些骨頭組成呢？

頭骨其實並非一塊完整的大骨頭，**而是由總共15種、23塊的骨頭所組成。骨頭之間有著稱為「骨縫」的縫隙（就像連接身體骨頭的關節，不會移動）**，如同緩衝物質，保護著大腦和眼球等組織。

健康狀態下，頭骨的骨縫會保持平衡，均等地膨脹、縮小；然而，頭骨一旦歪斜，骨縫便會出現錯位、縫隙過大等問題，使頭骨鼓起。

如此一來，**頭皮就會受到拉扯、壓迫血管，使附在血管上的神經出現反應，進而影響全身**。

頭骨由多種骨頭組成

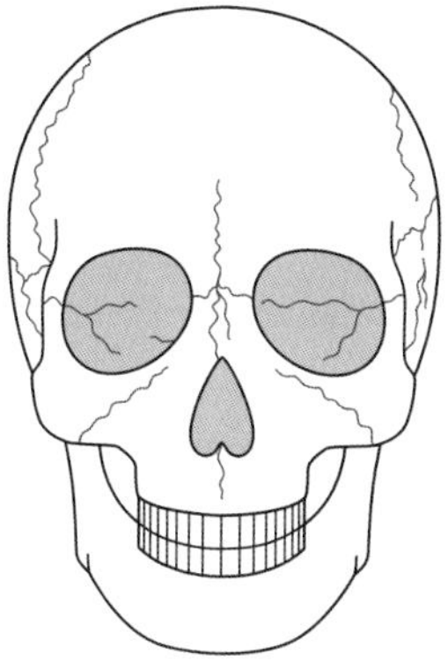

連接骨頭的縫隙：骨縫

組成頭骨的多塊骨頭間，有著稱為「骨縫」的柔軟縫隙，作用類似於關節。

組成頭骨的15種骨頭

- ①額骨
- ②頂骨
- ③枕骨
- ④顳骨
- ⑤蝶骨
- ⑥篩骨
- ⑦鼻骨、淚骨
- ⑧顴骨
- ⑨犁骨
- ⑩下鼻甲
- ⑪顎骨
- ⑫上頜骨
- ⑬下頜骨
- ⑭牙齒
- ⑮舌骨

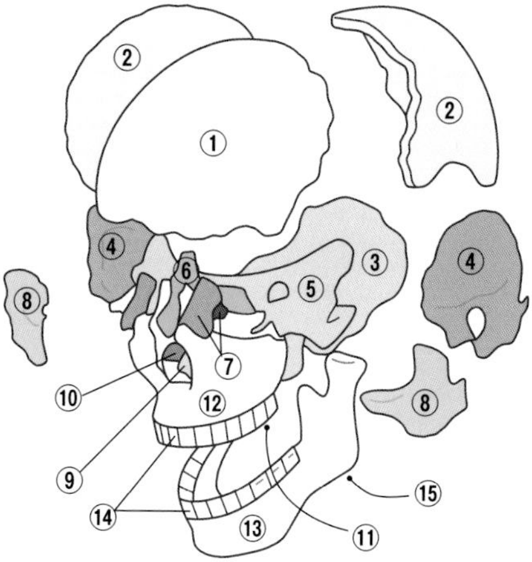

參考自《人體學習事典 骨骼的功能與構造篇》（山田敬喜、肥田岳彥監修）

對全身的影響

頭骨歪斜引發的各種問題

組成頭骨的接合處，其實比我們想像的更容易移動，因此頭和臉部的骨頭很容易歪斜。大家應該看過許多鼻子歪斜的運動選手或格鬥家吧？他們即是因為碰撞而導致鼻骨位移，骨頭就是如此容易移動。

使用手機或坐辦公桌時，我們常會長期維持前傾姿勢，這也是造成頭骨歪斜的主因之一。

維持前傾姿勢，容易變成駝背，對支撐頭部重量的肩頸和脊椎造成很大的負擔。

脊椎一旦失去平衡，身體便會歪斜。短時間維持前傾無妨，但是長期處於這種狀態下，身體會慢慢歪斜，進而造成頭骨歪斜。

除此之外，蹺腳、托腮、習慣用單側提重物或咀嚼食物，也是一大原因。當左右兩邊承受的負擔不同，身體就會歪斜，進而影響頭骨。

這是因為全身的骨頭、肌肉和內臟等，都是由「筋膜」相連。**當某個部位負擔過重時，其他部位就會幫忙承擔，造成身體各處歪斜或產生不適感**。

因此，枕骨下降而壓迫脖子時，就會引發頭痛；顳骨下降而壓迫耳朵時，就會引發重聽等耳朵疾病；額骨下降時，就會造成視力下滑等眼睛疾病；舌骨和顳骨下降時，就會影響下巴和嘴巴。**由此可知，矯正頭骨有助於解決各種感覺器官問題**。

除了要時常提醒自己保持正確姿勢外，養成矯正頭骨的自我保健習慣也非常重要。

對大腦的影響

大腦血液循環不良引發自律神經失調

頭骨歪斜，也會影響大腦，這和舌骨和下頜骨（↓P25）等下顎的骨頭有關。

下顎的骨頭經由周圍肌肉與頭骨相連，活動方式猶如單擺。人類的頭部和西瓜的重量相近，之所以能在支撐著頭部的狀況下變換姿勢、走路和跑步，是因為身體在轉換重心的過程中，有下顎負責維持平衡。所以當頭骨歪斜，下顎無法充分發揮功能時，便會難以支撐沉重的頭部，導致肩頸肌肉僵硬、身體歪斜。**肩頸緊繃還會引起血管收縮，造成大腦的血液循環不佳，增加大腦的負擔**。

除此之外，下顎位移而影響咬合時，會難以靠咀嚼促進血液循環，對大腦造成負擔。如前文所述，感覺器官失調可能造成認知功能降低。

另外，頭骨會隨著呼吸，每分鐘起伏6～12次，促進腦脊髓液在腦中循環，保護大腦和脊髓，並傳遞養分。當姿勢不良或壓力導致頭骨歪斜時，腦脊髓液的循環會變差，致使大腦功能降低。

承上所述，**當頭骨歪斜，大腦血液循環變差時，也會影響自律神經**。自律神經掌管與意識行為無關的內臟和血管，從腦脊髓和腦幹出發，分為交感神經和副交感神經。自律神經處於平衡狀態時，白天主要是交感神經在活動；傍晚至晚上則由副交感神經主導，讓人體進入休息模式。

由大腦延伸出的自律神經，會從椎管通過，連接到全身。當頭骨歪斜，對脊椎造成負擔時，自律神經便會受到壓迫而失調。因此日常生活中，應注意讓骨盆與頭部保持在一直線上。

耳道是大腦的入口

改善聽力也能提升認知功能

我們的眼、耳、鼻、口會接收資訊，並刺激大腦，藉此衍生出各種情緒、促進思考。換言之，感覺器官接收到正確資訊，就能促使大腦活化，維持大腦功能健全。

其中與認知功能最息息相關的，就是聽覺。即便如此，我們仍無法單靠耳朵判讀接收到的聲音資訊，必須透過大腦來歸納和組織同步接收的視覺資訊，以及當下的周遭狀況或過去記憶等。經由一連串複雜的過程，才得以正確解讀資訊。

例如：辨別聲響、說話聲時，必須深度思考、觀察周遭狀況，瞭解該聲音或詞彙所代表的意思等等，需要充分運用大腦功能，可以很好地活化大腦。**因此，當「聽力」變差，耳朵接收到的資訊量減少時，大腦受到的刺激就會變少，連帶影響到認知功能**。

耳朵功能衰退的症狀之一即為重聽。重聽就是因為某些原因，導致難以聽清聲音的狀態。聽力和視力不同，通常難以自我察覺和確認，因此許多人的聽力會在不知不覺中變差。當你必須調大電視音量才聽得清楚、交談時需要多次請對方重複，或是難以聽清低語時，就表示耳朵功能正在衰退中。這種情況其實也與頭骨歪斜有關，只要矯正頭骨、調整好血液循環和自律神經的平衡，便能有所改善。

此外，耳道與大腦相近，可稱之為大腦的入口。**避免壓迫耳道、放鬆緊繃的太陽穴、舒緩耳朵周圍，也有助於促進血液循環、活化大腦**。

矯正頭骨能解決頭部不適

■往上推升顳骨，改善聽力【重聽、暈眩、耳鳴】

我認為**耳朵功能會衰退，大多是因為頭骨位移而壓迫耳道所致**。

首先，簡單說明一下聽見聲音的原理吧！

從空氣傳遞而來的音波，會先被收集至耳廓，通過耳道、到達耳膜後，再震動聽小骨，把聲音傳到耳朵內部；經過增強的音量傳至耳蝸後，毛細胞會受到刺激而擺動，產生電波訊號，並將聲音傳到大腦。

當姿勢不良、過勞、壓力太大或生活習慣不佳而導致肌肉僵硬時，骨骼兩邊的差異便會加大，連帶讓頭骨也出現左右差距，使位於太陽穴和耳朵附近的顳骨下沉。

耳蝸位於顳骨的內側，**若顳骨下降，很可能壓迫到耳膜和耳蝸，致使無法正確地傳遞聲音、造成重聽**。此外，也會影響到主管內耳平衡的三半規管，引發暈眩等症狀。

因此，矯正頭骨、解放受壓迫的耳膜和耳蝸，可望恢復耳朵的功能。

同樣的，聽到尖銳的金屬聲響或發

顳骨下降，壓迫耳朵

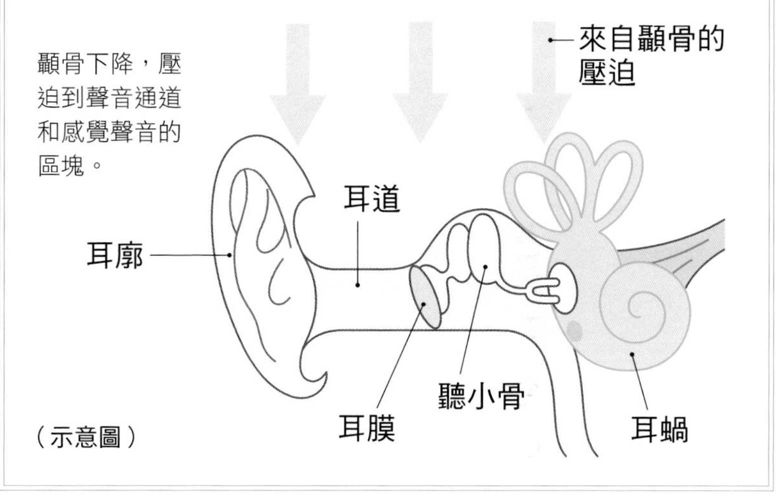
顳骨下降，壓迫到聲音通道和感覺聲音的區塊。
來自顳骨的壓迫
耳道
耳廓
聽小骨
耳膜
耳蝸
（示意圖）

生耳鳴時，也可能是因為耳朵功能衰退。過去也有透過舒緩顳骨，減輕這類症狀的例子。

近年來，年輕族群發生突發性耳聾的案例增多。突發性耳聾是一種單耳突然聽不見的疾病，會伴隨耳鳴、耳閉（耳內有堵塞感）、暈眩、噁心等症狀。過勞與壓力被視為發病主因，然而目前尚未獲得證實。由於突發性耳聾會導致聽力急速下降，應盡早至醫療機構接受妥善治療。

此外，當重聽、耳鳴、耳閉伴隨嚴重的旋轉式暈眩症狀，並反覆出現時，很可能是罹患了梅尼爾氏症。

透過矯正頭骨，可以改善這類重聽問題。事實上，許多罹患突發性重聽、正在接受治療的患者，在經過矯正頭骨的治療後，獲得了很大的改善。很多人從原本無法聽清楚電話聲音、對話內容，恢復到能正常地對話。

以目前的醫療來說，即使經過診斷及檢查，仍難以找出重聽的真正原因，也缺乏合適的治療方法。不少人接受藥物治療後，也未獲改善；**然而，已經有案例藉由調整頭骨，改善腦部血液循環、使自律神經恢復平衡，而病情好轉**。

耳朵還聚集了改善身體不適的穴道，只要按摩耳朵就有助於改善血液循環。

耳蝸中的毛細胞扮演著相當重要的角色，負責接收來自耳蝸內的淋巴液所傳來的震動，再將其轉換為電波訊號，傳到大腦。但是，原本生長茂盛的毛細胞，會因年齡增長及噪音影響，而受到損傷或減少，導致難以接收到聲音，使聽力下降。

雖然我們無法阻止細胞老化，**但只要矯正頭骨、避免過勞和累積壓力、調整生活習慣，就能改善聽力衰退的問題**。

不過每個人因老化而聽力衰退的狀況不同，矯正頭骨的效果可能不盡理想。請多與醫師討論，並考慮使用助聽器，耐心地解決耳朵問題。

■往上推升額骨，舒展眼眶【視力下滑、眼睛疲勞】

頭骨歸位，可減輕對眼睛周圍的壓迫，改善近視、老花、乾眼症、眼睛疲勞等眼睛方面的不適。

眼球所在的凹槽處稱為眼眶，**當眼眶受到額骨重量的壓迫而變得狹窄時，眼球便會難以轉動而感到不適；調整焦距的神經也會受到壓迫，導致視力下滑**。此外，眼睛周邊的肌肉緊繃，也可能導致眼睛疲勞。

年紀增長或姿勢不良等，都可能造成眼眶受到上方骨頭擠壓。當前額慢慢往中央下沉，眼眶會逐漸凹陷，眼周也跟著下陷，從而使血液循環變差，產生黑眼圈和皺紋，讓人浮現老態。

這時，只要往上推升額骨、舒展眼眶，放鬆眼周緊繃的肌肉，便能改善不適。**眼周的血液循環順暢，視野就會更清晰，改善視力和聚焦問題；此外，眼頭不再浮腫後，眼睛會顯得更大且炯炯有神**。

我認為許多眼睛不適的問題，都來自於眼眶變窄。而矯正頭骨能舒展眼眶、解決眼睛不適的問題、維持良好視力，甚至讓眼睛恢復年輕的光彩。

除此之外，年齡漸長後，常會有眼瞼下垂的問題，這是眼皮功能異常的症狀之一。睜眼時因上眼皮無法完全提起，部分瞳孔被遮住，常常需要費力地向上看，導致肩膀僵硬或頭痛。

眼瞼下垂與額頭下垂息息相關，而額頭下垂則與眼眶凹陷有關。因此舒展眼眶，就能預防眼瞼下垂。

■矯正鼻骨歪斜，延展鼻腔【鼻塞、花粉症】

過敏原經鼻黏膜入侵體內後，會引起免疫反應，如：花粉症。這類過敏性鼻炎會引發令人難受的鼻塞，與頭骨常常位移和變形有關。

換言之，**鼻子會出現問題，大多是因為骨頭移動，導致鼻腔變窄的關係**。

鼻子位於頭骨前側，介於額骨與顴骨之間。當顴骨隨著年齡漸長而位移時，鼻子也會開始偏左或偏右；與此同時，額骨會下降，往臉部中央凹陷。在這一連串的變化下，最受影響的就是鼻腔了。

鼻子一旦偏移，本就狹窄的鼻腔會變得更窄，空氣經過鼻腔的速度也會隨之加快。鼻子暢通時，可以緩慢地呼吸；然而鼻子塞住時，就必須費力地吸吐。空氣經過鼻腔的速度加快，就會刺激鼻腔黏膜，導致鼻黏膜乾燥。如此一來，便容易發生流鼻水、鼻塞或鼻炎等症狀。當花粉等過敏原入侵時，還會引起發炎，導致症狀惡化。

頭骨的左右差異也會影響鼻腔的狀態。當單側顳骨下降，另一側的顳骨便會腫脹，鼻骨也會隨之左右位移。如此一來，一側的鼻腔會變得狹窄，導致鼻子不通暢、過敏原滯留，更容易引起過敏症狀。

此時，若舒展鼻子和額骨、顴骨之間的間隙，就能矯正彎曲的鼻子，將受額骨擠壓而下陷的鼻子往外推，改善不適的症狀。**矯正鼻骨，不僅能讓鼻子通暢、改善過敏；鼻腔變大後，鼻腔黏膜受到的刺激也會減弱，花粉等過敏原就難以沾附**。此外，鼻子變窄、鼻梁歸位後，鼻子也會變挺，具有美顏效果。

■訓練舌頭，提升免疫力【咬合不正、發音不良】

頭骨歪斜也常會造成下巴及嘴巴周邊的問題。當顳骨下沉或歪斜，導致咀嚼肌僵硬時，下顎就難以往上移動，造成咬合不正。甚至有不少人因下顎被擠向右側，使顳顎關節受到壓迫，引發顳顎關節障礙。

舌頭肌肉也與下巴的問題息息相關。

舌頭以及幫助其穩定動作的舌肌，幾乎占據了嘴巴。請大家確認看看，當嘴巴閉著的時候，舌頭擺在哪裡呢？**若整個舌頭貼在上顎，就表示有確實使用舌肌，將舌頭擺放在正確的位置**。這麼一來，便能自然地以鼻子呼吸，由鼻腔擋下空氣中的灰塵與細菌。

然而，若舌尖貼在上排門牙或下排門牙，代表舌肌的功能可能有衰退的跡象。鬆弛的舌頭會壓迫到位於喉部深處的氣管，變成用嘴巴呼吸，導致乾冷的空氣直接將灰塵及細菌送往肺部。如此一來，唾液的分泌量會減少，肺部也會變得乾燥，嚴重損害人體的免疫系統。

另外，當舌肌力量不足，除了會造成吞嚥困難，無法順利吞下食物和唾液外，說話也會變得含糊不清，難以

顳骨下沉，壓迫顳顎關節。

當顳骨下沉，壓迫顳顎關節，會使下顎的骨頭歪斜，也會對顳顎關節和對側臼齒造成影響。

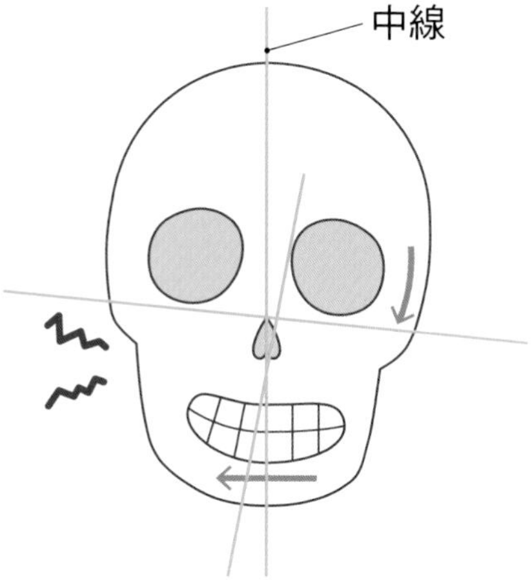

（示意圖）

正常對話，導致溝通困難。

舌頭下垂而壓迫喉嚨時，還會造成雙下巴等不良影響。因此，**透過矯正顳骨、放鬆咀嚼肌、訓練舌肌，能連帶改善下巴歪斜的問題**。

■往上提升枕骨、收緊顳骨，改善頸部僵硬【頭痛】

頭痛的原因主要是肌肉與骨骼所造成，然而頭骨歪斜也與頭痛息息相關。實際上，因肩頸不適而造訪沙龍的患者，幾乎都有頭痛的煩惱。經過頭骨及骨骼矯正後，許多人的頭痛問題就完全消失了。**我認為這是由於身體僵硬，影響到脖子，導致脖子時常蜷縮，進而引發頭痛**。

頸部肌肉僵硬與緊繃所引起的頭痛，稱為「緊張型頭痛」，容易在疲勞、受寒、酒後發生，不少人甚至會衍生為慢性頭痛。頭痛的原因也與姿勢密切相關，坐在辦公桌前、使用手機時，長時間維持駝背或低頭的姿勢，將對頭部造成壓力，使頭骨往橫向膨脹。

我實際在治療病患時，常看到頂骨壓迫枕骨，致使顳骨腫脹、下沉的案例。

遇到這種情況，**我會往上推升枕骨，矯正歪斜的脖子，讓其放鬆下來**；接著，**收緊腫脹、下沉的顳骨，調整整個頭骨**。如此一來，便能改善頭痛。

除此之外，支撐頭部的頸椎（脊椎的前段）失去原本微彎的曲線、脖子過度僵直時，也會引起頭痛。

改變前傾姿勢、保持良好的睡眠品質，就能遠離頭痛。常言道：「充足的睡眠是最好的藥方」。緊繃的肌肉會在睡眠時放鬆下來，減輕頭骨腫脹的問題。

然而，頭痛可能意味著更嚴重的疾病。當緊繃感得到舒緩，疼痛感卻仍未消失時，請務必與醫師商量。

臉部深處的
核心為關鍵

撐起頭骨的關鍵「蝶骨」

頭骨歪斜會引起感覺器官失調，長時間未改善，將影響認知功能和生活品質。

若想快速達到頭骨保健，建議從關鍵的「蝶骨」著手。

蝶骨位於頭骨內側中央，與頭骨的許多部分相連，扮演著支撐的角色，可說是臉部的核心。從正面看來，形狀猶如蝴蝶；以鼻子為中心，從臉部中央往兩旁延伸。

當頭骨歪斜時，蝶骨也會跟著凹陷、傾斜或左右位移。

蝶骨和**眼眶、鼻腔、與耳朵相鄰的太陽穴相接，只要位置正確，就有助於矯正頭骨整體歪斜的問題**。

一口氣重整從內部支撐頭骨的「蝶骨」

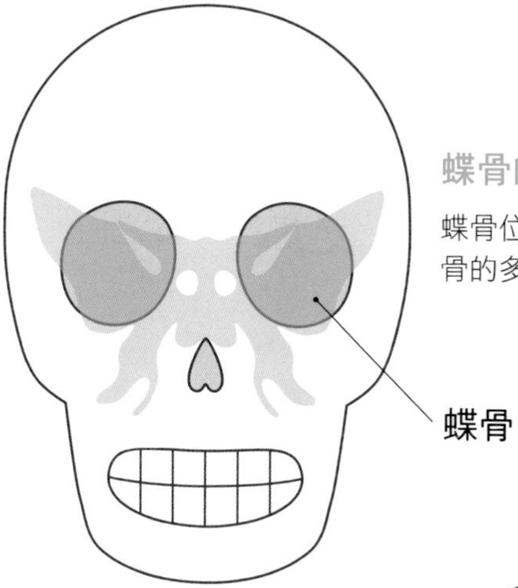

蝶骨的位置

蝶骨位於頭骨內側，與頭骨的多個部分相連。

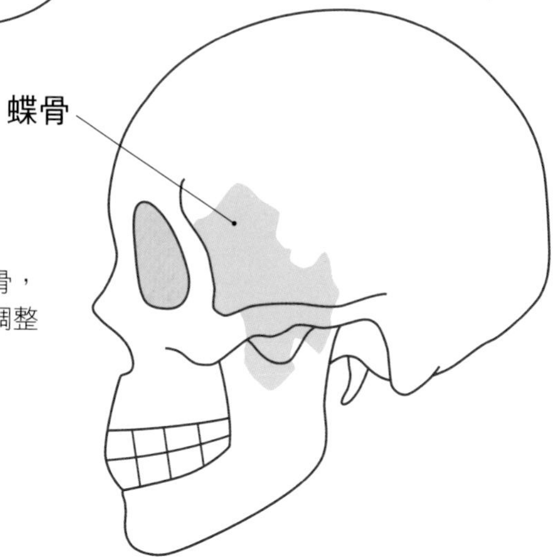

只要矯正蝶骨，就能一口氣調整整個頭骨。

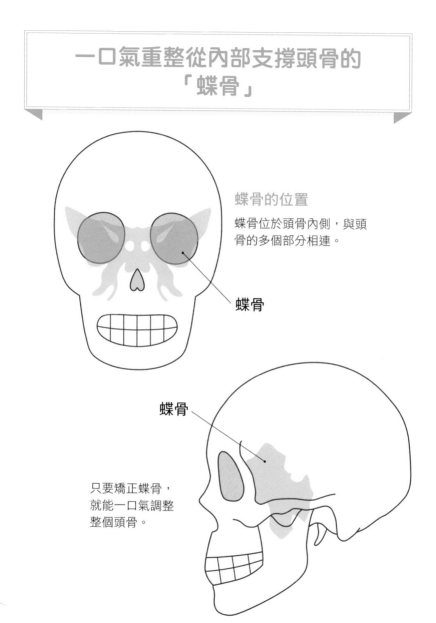

頭骨
整體保健

蝶骨是導正歪斜的「開關」！

蝶骨歪斜的類型，主要分為下述三種：

【1．左右差異型】蝶骨往左或往右傾斜

因顳骨下降所引起，可藉由往上提升顳骨來調整。

【2．後傾型】蝶骨整體後沉

蝶骨受到枕骨牽引而整體後沉的情況，可透過將蝶骨往前推來調整。

【3．旋轉型】蝶骨上下旋轉

蝶骨上半部後傾、下半部前傾的情況，可將蝶骨整體下壓來調整。

藉由「耳道開關術」（↓P49）自我保健，即可調整蝶骨、改善歪斜。

「蝶骨」的三種歪斜類型

蝶骨歪斜的類型主要分為三種，
都能透過「耳道開關術」改善。

1 左右差異型

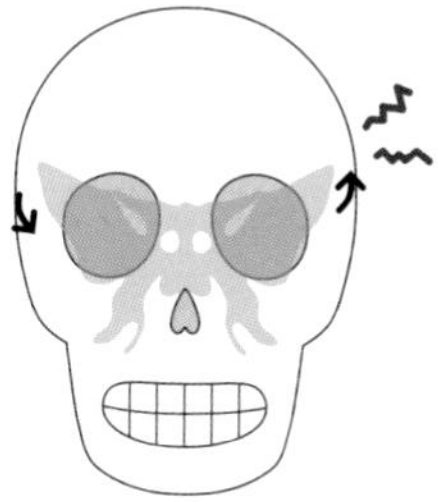

蝶骨往左或往右傾斜

從耳道往上方推，透過往上提升顳骨來調整。

2 後傾型

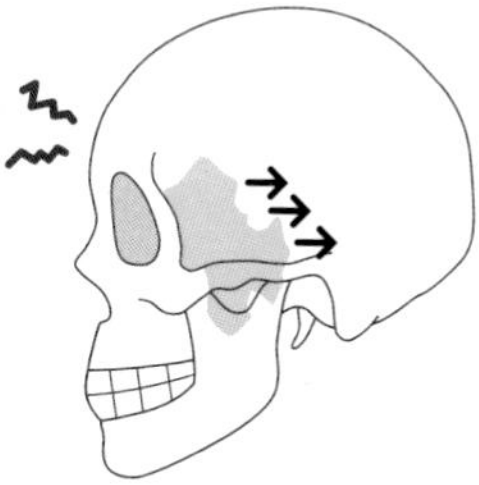

蝶骨整體後沉

從耳道往前方推，透過將下沉的蝶骨往前移來調整。

3 旋轉型

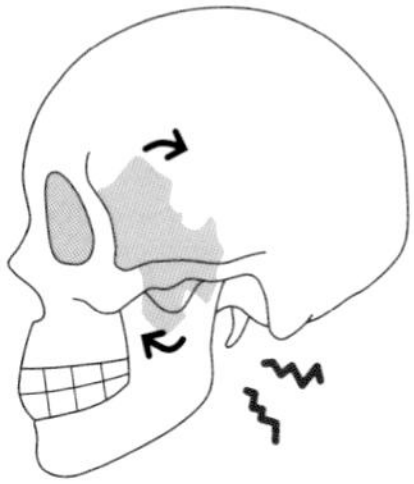

蝶骨上半部後傾、下半部前傾

從耳道往下壓，舒緩下巴擠壓的狀況，調整前後傾斜的蝶骨。

以構造上來說，蝶骨與顳骨、額骨、頂骨、篩骨、犁骨相連，由眼眶壁和鼻腔壁組成。（↓P25）因此，蝶骨微小的位移，都會影響到各個感覺器官的功能。換言之，**蝶骨深深影響著頸部上方器官的健康，與重聽、耳鳴、頭痛、眼睛不適等症狀息息相關**。

若要從耳道調整蝶骨，**需要先解除對耳朵不必要的壓迫，調整頭骨的左右差異**。

這麼一來，**有望改善重聽等耳朵問題**。

感覺器官中，聽力衰退最容易影響認知功能。改善耳朵功能將有助於活絡大腦。

矯正蝶骨，可連帶解除對眼睛、鼻子及枕骨的壓迫，恢復感覺器官的功能；矯正整個頭骨，**則能減輕對下巴的壓迫，讓下巴的活動更順暢，減輕不適**。

只要改善蝶骨歪斜，就能有效率地調整頭骨整體歪斜，顯著改善不適的症狀。

第2章

一口氣矯正頭部歪斜！

1分鐘耳道開關術

透過放鬆、收緊耳道，一口氣矯正歪斜

蝶骨位於頭部中央，無法從外部直接觸碰，難以矯正。不過，蝶骨與耳道前側的骨頭和太陽穴相連，因此我設計出了一套自我保健方法——「耳道開關術」。透過1分鐘的輕鬆按摩，就能刺激蝶骨、有效改善歪斜。

耳道與太陽穴（些許後側處）就是矯正蝶骨、給予刺激的「開關」，也就是「耳道開關術」的關鍵按摩部位。

耳道開關術有兩種。第一種方法，是將手指伸入耳道內，向上、前、下三個方向仔細按摩（耳道開關術①）。

另一個方式，則是用兩手壓緊蝶骨兩側連接的太陽穴，進行調整（耳道開關術②）。簡而言之，就是**放鬆緊繃的耳道，將因歪斜而往兩旁延伸的太陽穴收緊，兩階段式調整蝶骨**。

透過耳道開關術，可以解決蝶骨歪斜的問題、矯正整個頭骨，有助於改善各種不適。例如：**促進大腦血液循環、改善自律神經失調，減輕重聽、視力下滑、鼻塞、下顎問題、頭痛等症狀**，原本因歪斜而大小不一的耳道也會慢慢恢復一致。

實施「耳道開關術①②」時，請以「微痛但舒適」的力道執行。**即使力道輕微，只要實行一段時間，就能給予骨頭充分的刺激。每次實施1分鐘左右，一天兩次，分成早晚兩個時段會更有效**。

請依據目的或症狀，自由組合第3、4章的方法，持續執行「耳道開關術」。

開關 1

從三個方向導正蝶骨

上推雙耳耳道後，下移的顳骨將往上提，可緩解左右傾斜的狀況。如此一來，耳膜和內耳便不再受到壓迫，有助於改善耳朵功能。

耳道前側與蝶骨相連，因此往前按壓耳道，可將後退的蝶骨推至前方。下壓耳道，則可改善顳顎關節與顴骨錯位，以及受壓迫、整體下沉的問題。除此之外，還能放鬆緊繃的下巴關節，導正左右差距的下巴骨頭，及上下傾斜的蝶骨。按壓的同時開闔嘴巴，可擴張耳道，刺激更深處的部位。

利用「耳道開關術①」，將耳道往三個方向擴張，以蝶骨為中心從內部矯正頭骨吧！

從耳道刺激蝶骨
耳道開關術①

從三個方向矯正歪斜！

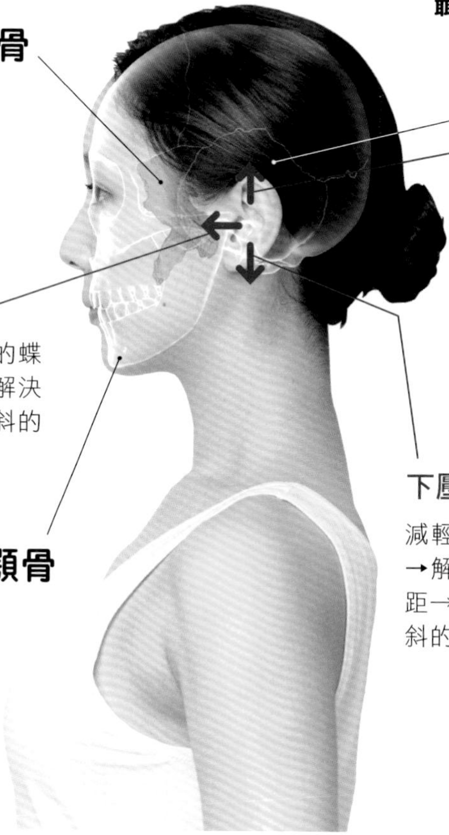

蝶骨

顳骨

上推耳道

將下沉的顳骨往上推→解決蝶骨左右傾斜的問題。

前推耳道

將往後傾斜的蝶骨往前推→解決蝶骨前後傾斜的問題。

下壓耳道

減輕下巴受到的壓迫→解決顎骨的左右差距→解決蝶骨上下傾斜的問題。

顎骨

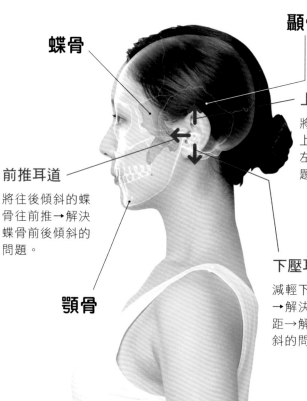

從上、前、下三個方向矯正歪斜！

耳道開關術①

1 雙手拇指指腹朝上，深入耳道，慢慢往上推。

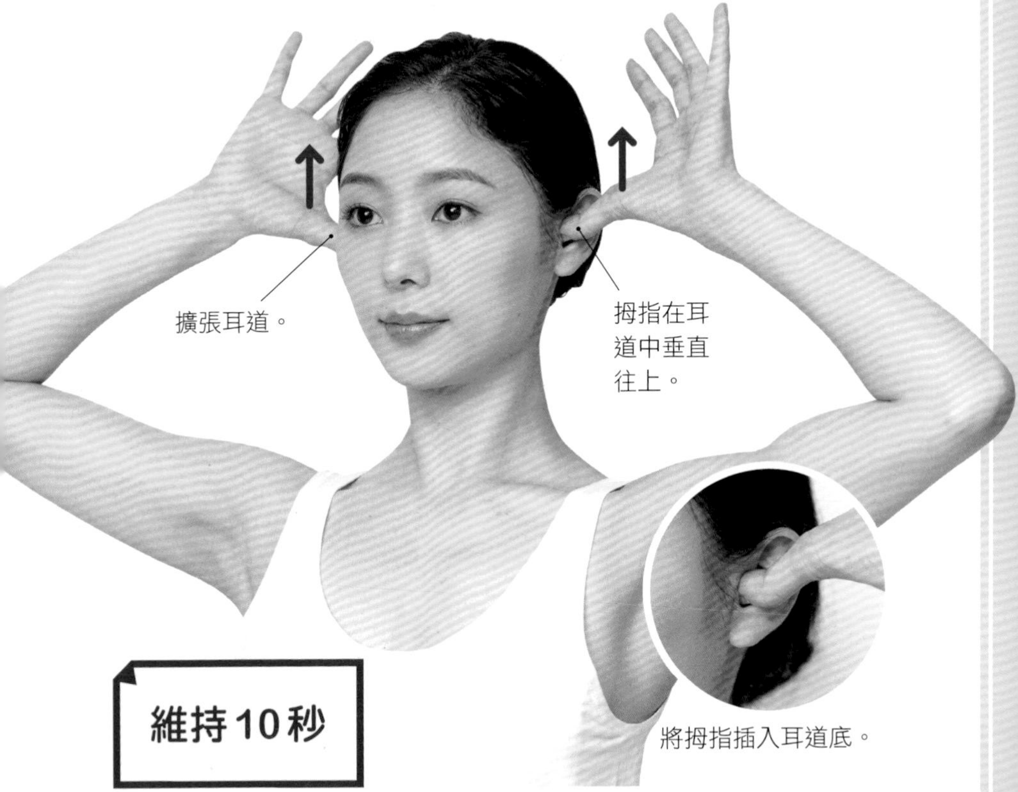
擴張耳道。
拇指在耳道中垂直往上。
將拇指插入耳道底。

維持10秒

2 雙手食指指腹向前，深入耳道，慢慢往前推。

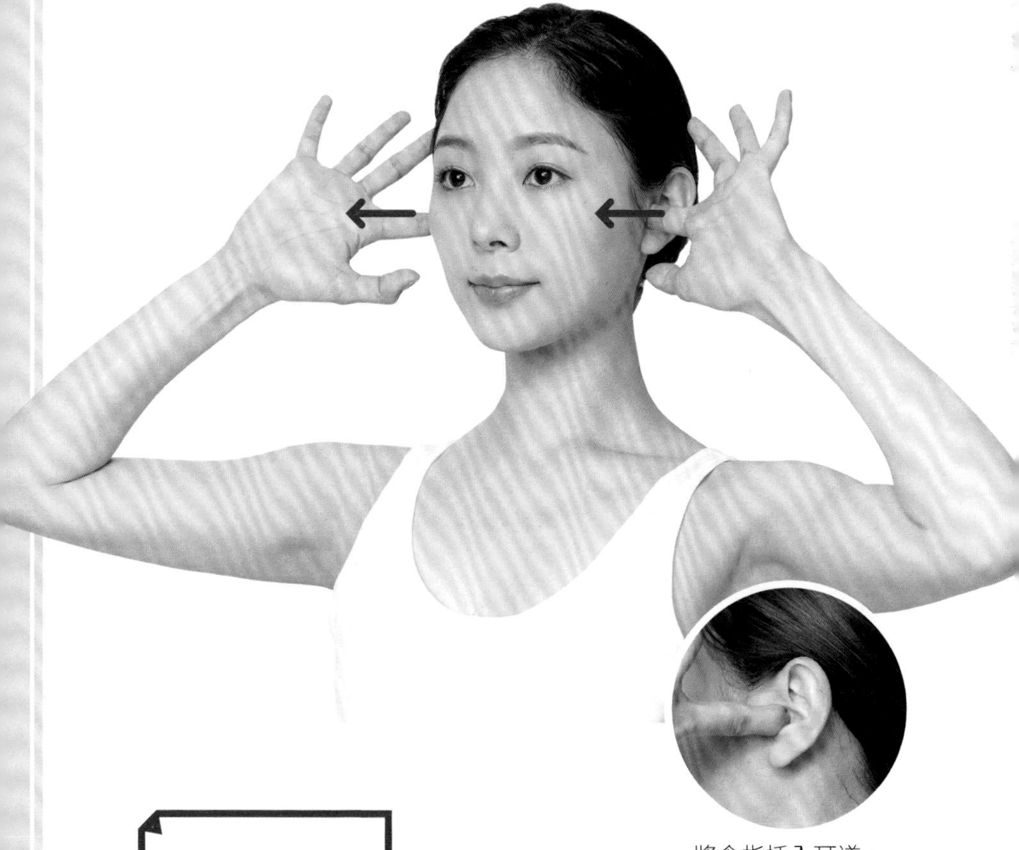

將食指插入耳道，
往前拉。

維持10秒

3 雙手食指指腹向下，深入耳道，往下壓。

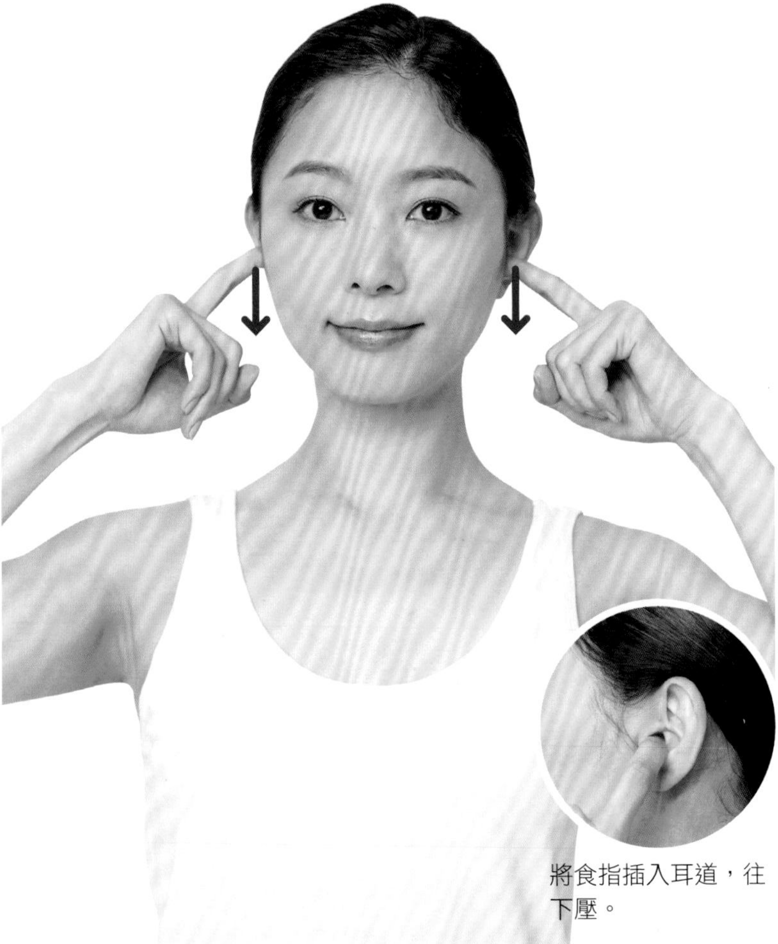

將食指插入耳道，往下壓。

4 維持食指下壓的姿勢，嘴巴反覆開闔10次。

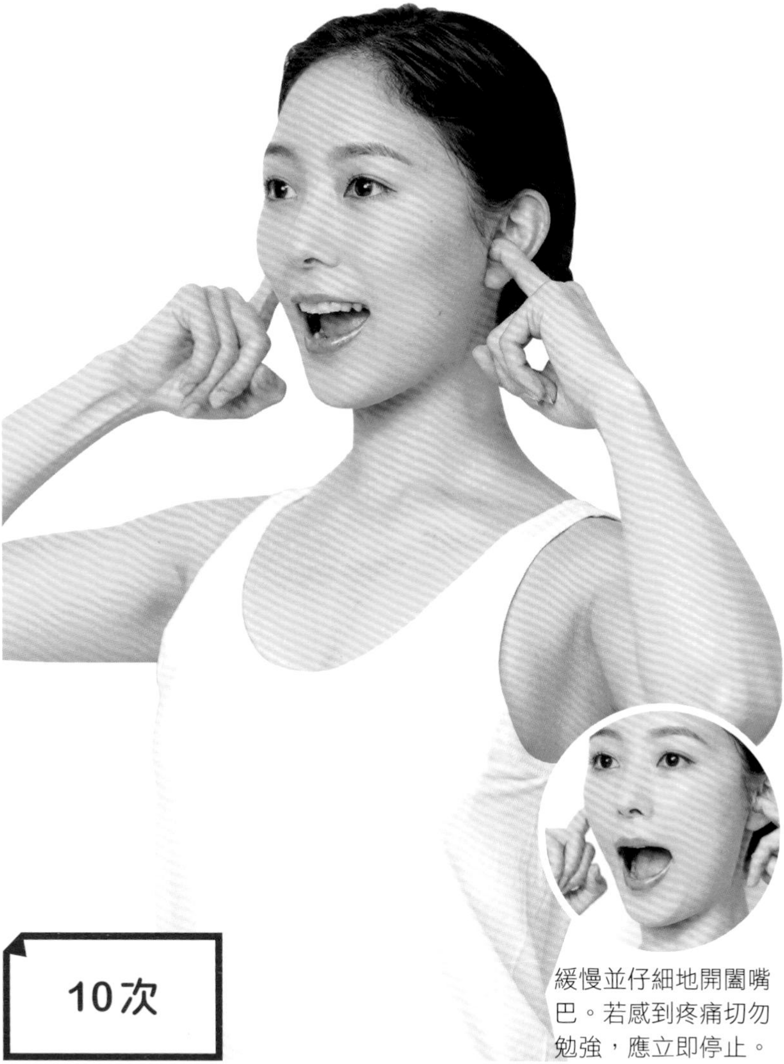

緩慢並仔細地開闔嘴巴。若感到疼痛切勿勉強，應立即停止。

10次

開關
2

從太陽穴將蝶骨收緊歸位

「耳道開關術②」是刺激太陽穴的方法。

耳道前上方的太陽穴，與蝶骨、顴骨、顳骨及額骨相連，可按壓到蝶骨兩端，處於相當重要的位置。以雙手按壓兩側太陽穴，並施力往前推，可使顳骨與顴骨同時後退，將後傾的蝶骨推至前方並使其歸位。此外，也可防止額骨下降，使其回到正確位置。

想像將眼睛擠壓到幾近豎長，會更具效果。

以舒適的力道按壓太陽穴，就能將歪斜且往兩側變寬的頭骨收緊歸位。請試著將手掌放在太陽穴的凹陷處，並往前推吧！

按壓太陽穴，使蝶骨歸位 耳道開關術②

收緊歪斜且往兩側變寬的頭骨！

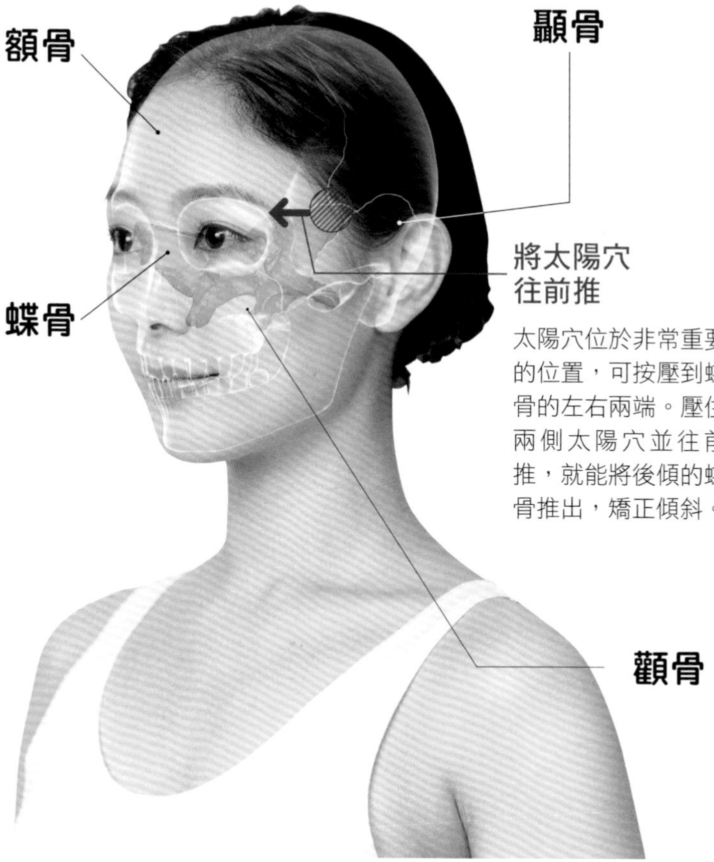

將太陽穴往前推

太陽穴位於非常重要的位置，可按壓到蝶骨的左右兩端。壓住兩側太陽穴並往前推，就能將後傾的蝶骨推出，矯正傾斜。

耳道開關術②

1 雙手掌根覆蓋太陽穴，用力往內推。

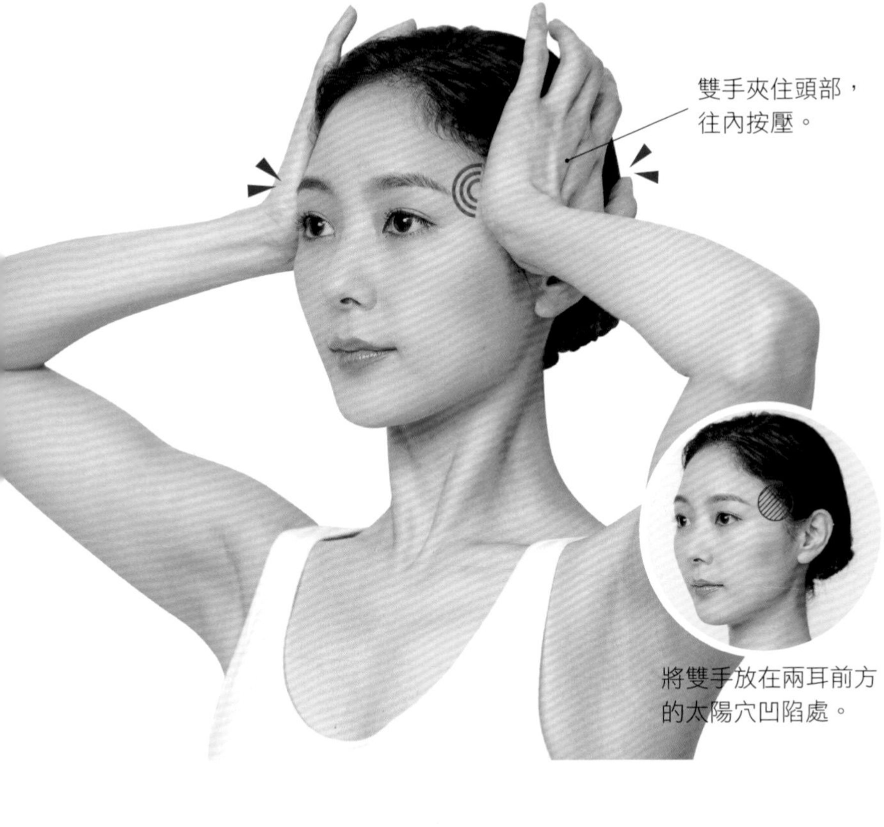

將雙手放在兩耳前方
的太陽穴凹陷處。

2 雙手直接往前推。

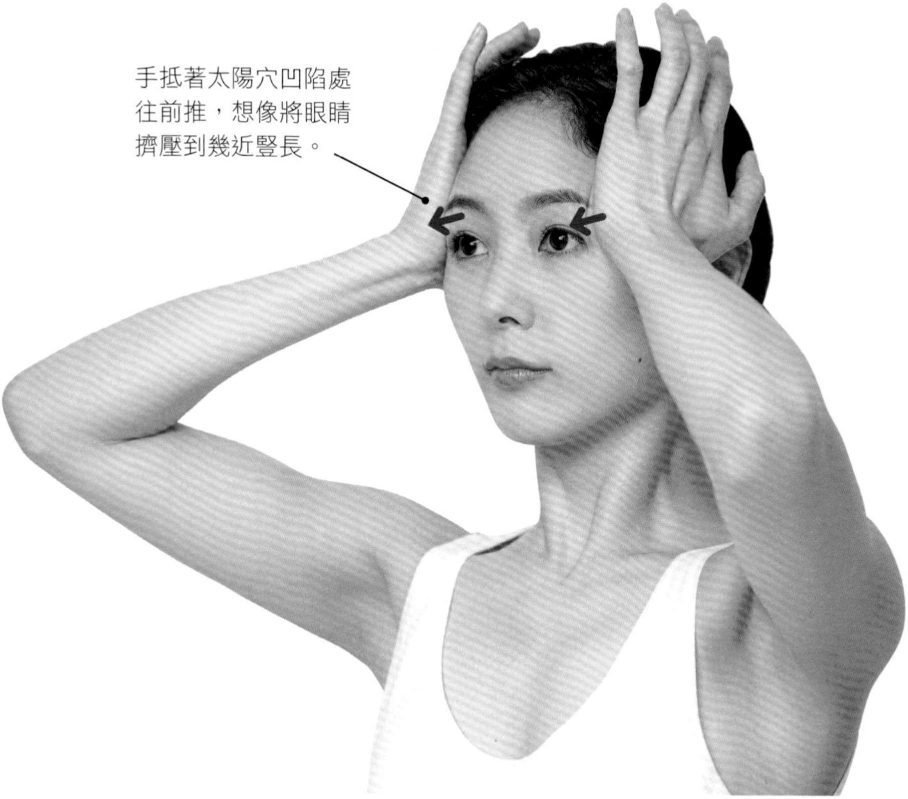
手抵著太陽穴凹陷處
往前推，想像將眼睛
擠壓到幾近豎長。

維持10秒×3次

COLUMN

蝶骨是全身的「開關」!?

頭骨與大腦息息相關，
透過矯正頭骨，可改善大腦功能。

「蝶骨是支撐頭骨的關鍵骨頭」，但究竟其凹陷處放著什麼東西呢？沒錯，答案就是大腦。

大腦中，扮演司令塔角色的「腦下垂體」，負責分泌各種得以維繫生命的荷爾蒙，並維持荷爾蒙的平衡。而腦下垂體正好穩穩地安放在蝶骨上的「土耳其鞍」中。此外，許多腦神經會經過蝶骨上的洞，及蝶骨和其他骨頭之間的空隙。

蝶骨歪斜的問題，與腦下垂體等大腦運作及周遭神經並非毫無關聯。因此，蝶骨歪斜可能引發大腦功能衰退，並且與生理期不順、原因不明的不適和疼痛，以及內臟功能衰退等症狀也脫不了關係。

除此之外，蝶骨和橫膈膜之間以筋膜相連。不僅會影響呼吸功能，也可能影響骨盆等其他部位的骨骼。

由此可知，蝶骨與全身的健康狀態有著深刻關聯，是相當重要的一塊骨頭。

第3章

將不適一掃而空

針對各部位的特別保健

頭

舒緩頭部，讓大腦進入放鬆模式

頭痛的原因各式各樣，但多半是由肩頸緊繃所引起的「緊張型頭痛」。當感覺頸部後方及枕骨沉重、有壓迫感時，很可能是因為頭骨歪斜，使頭骨與大腦間的血管受到壓迫，進而阻礙血液循環所致。

生活習慣紊亂，容易造成頭骨歪斜或浮腫。可以透過調整頭骨的後方與兩側，解決緊張型頭痛。

我在治療患者時，常見枕骨受頂骨壓迫，導致顳骨膨脹並下沉的案例。**若放著位移的頭骨不管，大腦將愈來愈緊繃。所以請養成自我保健的習慣，讓顳骨回到正確的位置上吧！**

矯正頭骨可促進血液循環，使副交感神經占優勢，達到放鬆的效果。頭骨是大腦的容器，平時勤加矯正頭骨，可預防並改善頭痛問題。不過，頭痛過於嚴重的話，要小心潛藏著其他疾病，請務必與醫師商量。

●上推枕骨保健

一旦頭骨後方的枕骨下沉，後頸根部（乳突）就會堵塞。因此，上推後頸根部，就能推起枕骨，使大腦上方的空間擴大，防止大腦受到壓迫。此外，均衡地上推枕骨，可改善頭骨與蝶骨的左右差異，緩和因頭部肌肉緊繃而引起的頭痛。

●按壓顳骨保健

內推顳骨的同時，將枕骨向上推，可緩解浮腫問題，減輕大腦的壓力。如此一來，頭骨容積不變，但不會往左右外擴，且能擴大後方的空間。頭骨恢復原狀，可使容納大腦的空間更寬敞舒適。

頭部
保健

疏通後頸根部，
打造「漂亮頭骨」

上推枕骨保健

1 頭部稍微前傾，雙手交疊於頭部後方，拇指抵在後頸根部的「乳突」上。

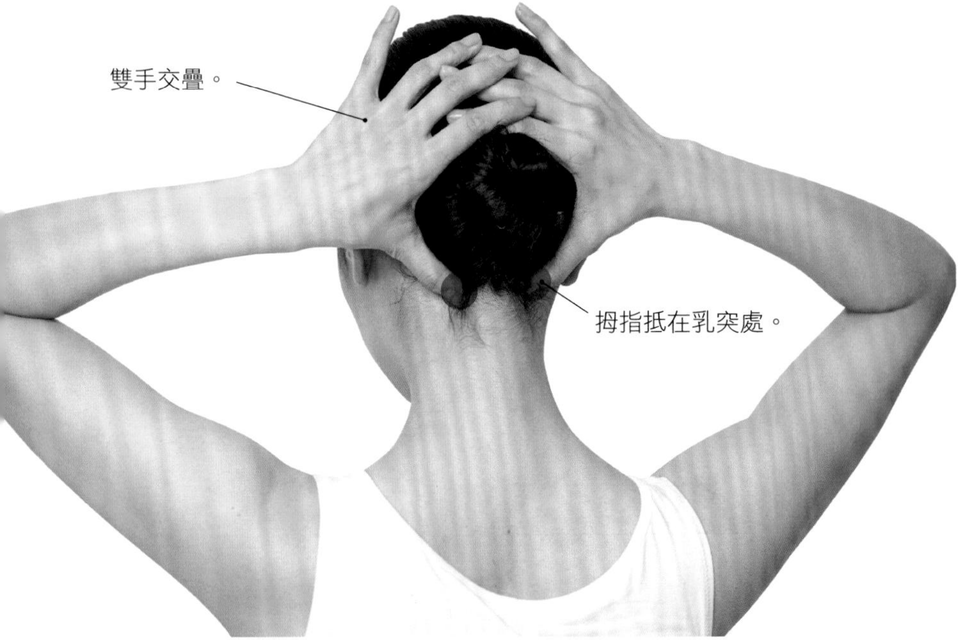

按壓部位

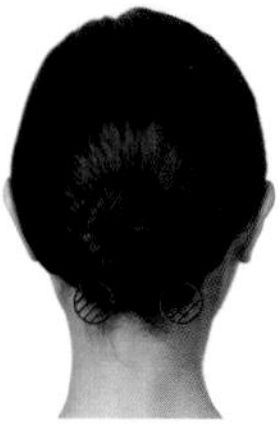

乳突位於後頸根部的兩側骨頭突出處，在枕骨的最下方。

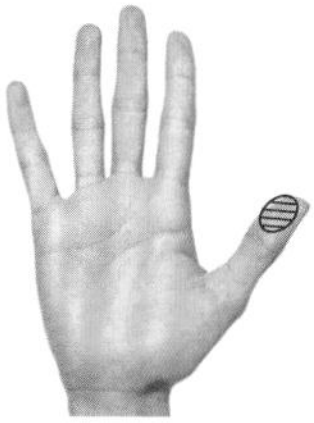

以拇指指腹按壓。

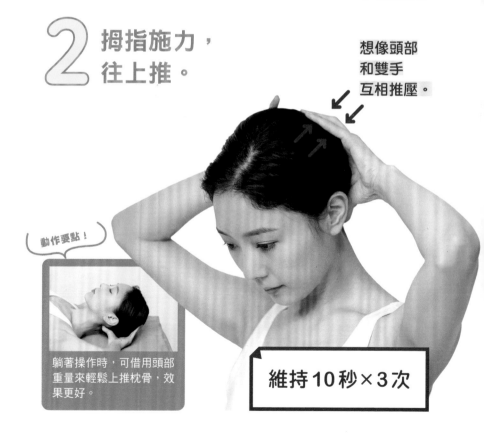

2 拇指施力，往上推。

想像頭部和雙手互相推壓。

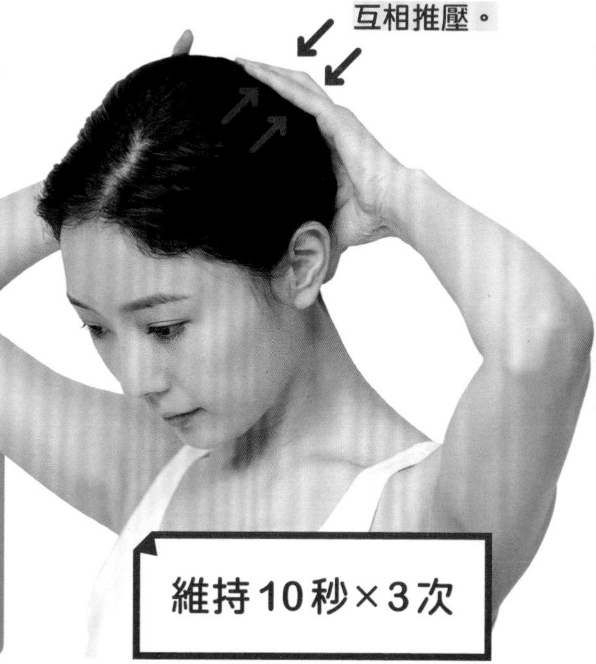

動作要點！

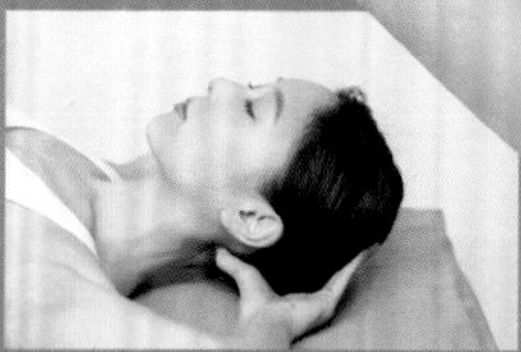

躺著操作時，可借用頭部重量來輕鬆上推枕骨，效果更好。

維持10秒×3次

頭部保健

將腦部壓力和浮腫一掃而空！

按壓顳骨保健

1 以雙手掌根用力按壓太陽穴。

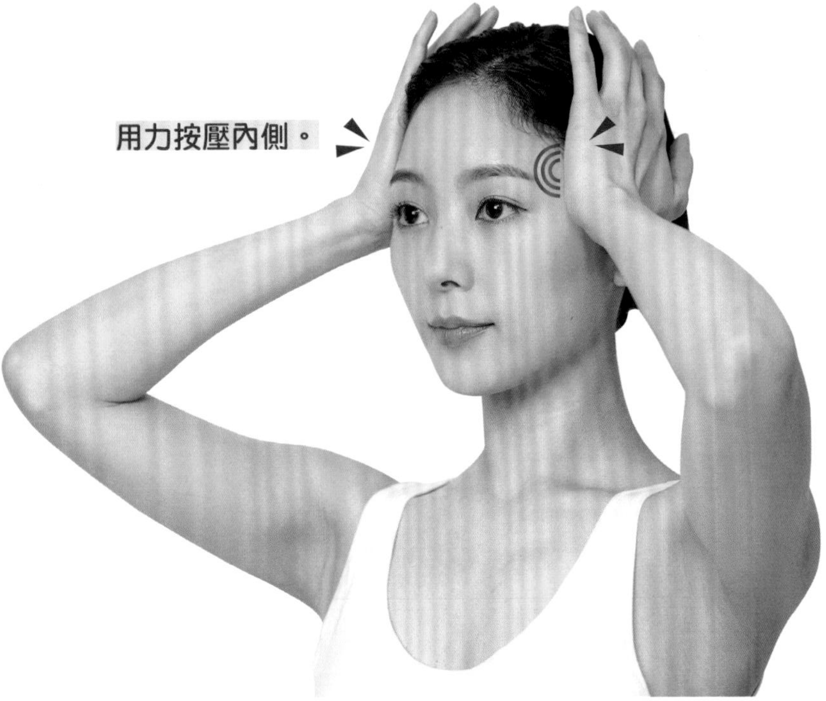

按壓部位

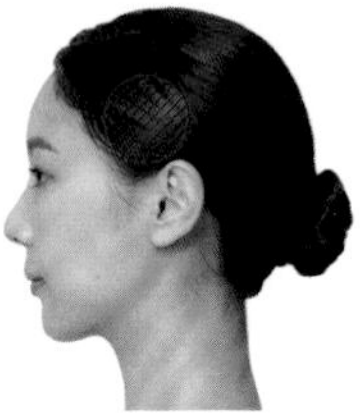

左右顳骨。

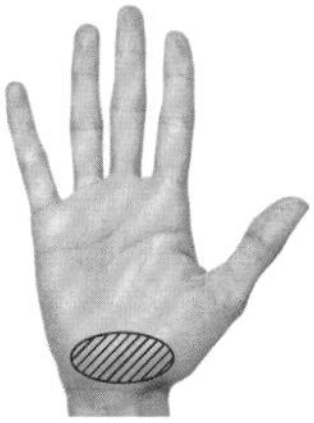

使用整個掌根。

2 雙手直接往頭頂方向（斜後方）上推。

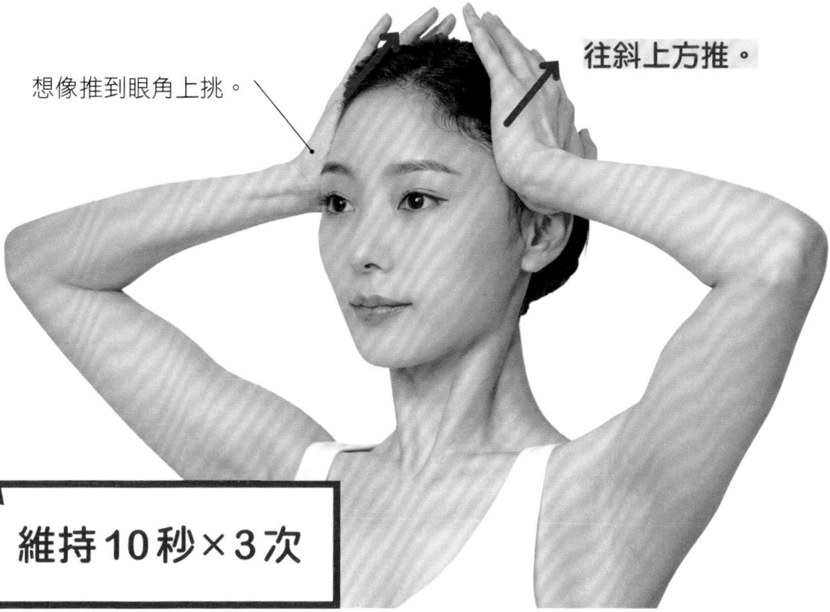

維持10秒×3次

耳

促進血液循環，舒緩緊繃肌肉

重聽有許多類型，如：原因不明的突發性耳聾、因內耳損傷導致的老年性重聽等等。調整生活習慣，避免過勞或累積過多壓力，可以減少重聽的風險。

此外，執行「耳道開關術」（↓P49）可矯正頭骨，減輕耳蝸及耳膜等器官受到的壓迫，改善並維持聽力功能。舒緩顳骨周邊肌肉，也是改善聽力的有效方法。感受到壓力時，常會無意識地咬緊臼齒。長此以往，不僅會使與咬合相關的肌肉緊繃，還會導致顳骨周邊肌肉僵硬。此外，長期對顎骨施加壓力，會連帶影響到與其相連的顳骨並使之歪斜。**按摩耳朵周邊肌肉，舒緩緊繃狀態，可減輕耳鳴等不適症狀**。

●舒緩耳朵

捏住整個耳朵並往兩旁拉扯、旋轉，可鬆動頭骨的骨縫、緩解緊繃的顳骨周邊肌肉。耳朵匯集了許多穴道，透過按摩可促進耳朵周邊至大腦的血液循環。特別是耳朵下半部到耳垂的部分，有許多可緩解頭痛、頸部痠痛、眼睛疲勞等症狀的穴道，時常按壓有望獲得改善。

●平衡耳壓

氣壓與水壓發生變化時，會為耳膜帶來壓力，可藉由「平衡耳壓」來解決。

發生自然的氣壓變化時，通常能藉由吞口水來調節，使經過喉嚨的耳咽管與顳骨中的「鼓室」，其內壓與外壓相同。然而，若頭骨歪斜，導致耳咽管無法正常打開時，可能無法藉此解決耳朵不適。

當你覺得耳朵被塞住、聽不清楚，或是電視聲音聽起來悶悶的時，不妨試試看本書介紹的「平衡耳壓」方法。

耳朵保健

暖和耳朵，改善聽力

舒緩耳朵

1 捏住雙耳，輕輕往左右拉扯。

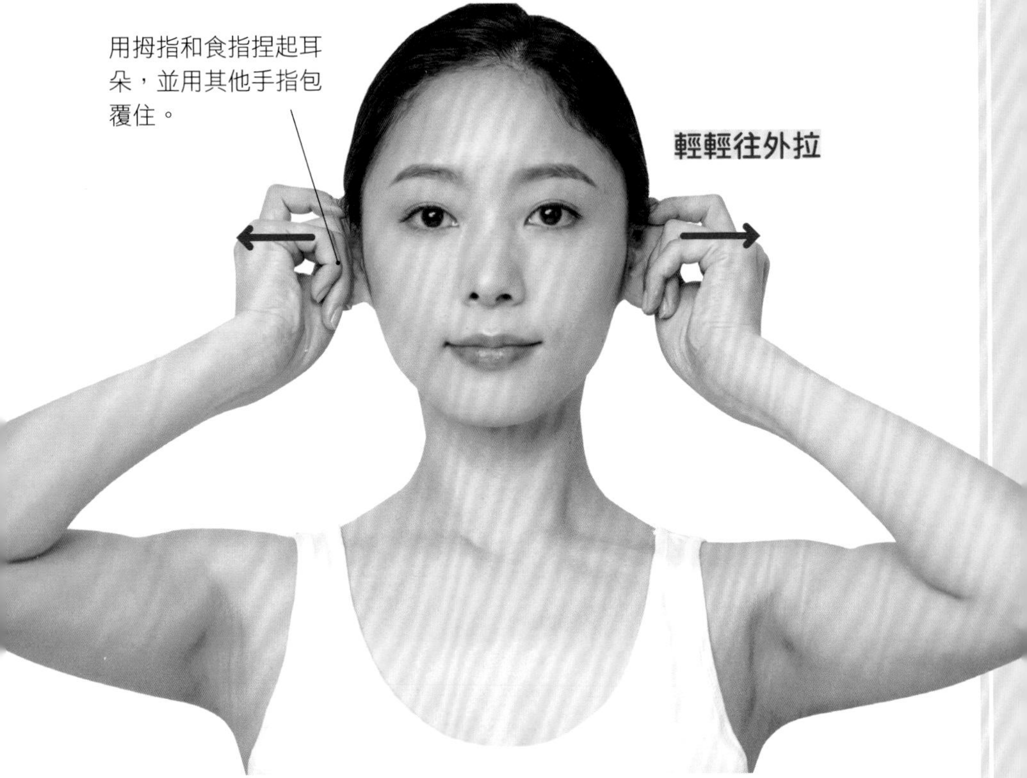
用拇指和食指捏起耳朵，並用其他手指包覆住。
輕輕往外拉

按壓部位

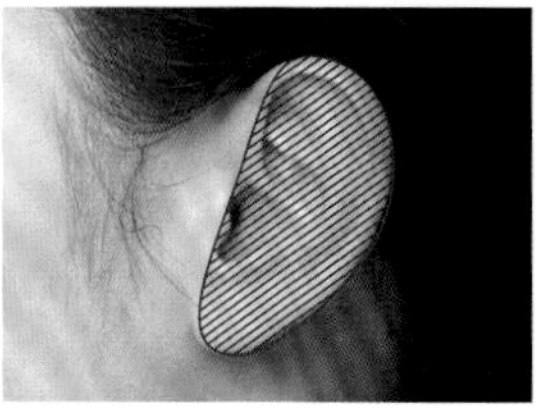

捏住耳朵外側，包覆整個耳朵。

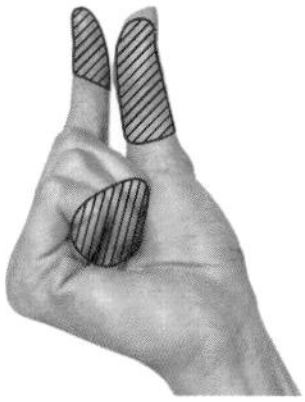

以拇指和食指捏住耳朵，並以其他手指包覆整體。

2 拉扯耳朵的同時，慢慢前後旋轉。

前後各轉10次

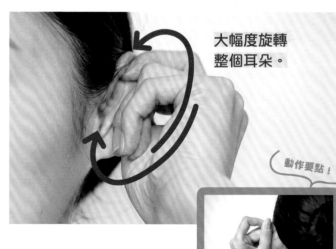

動作要點！

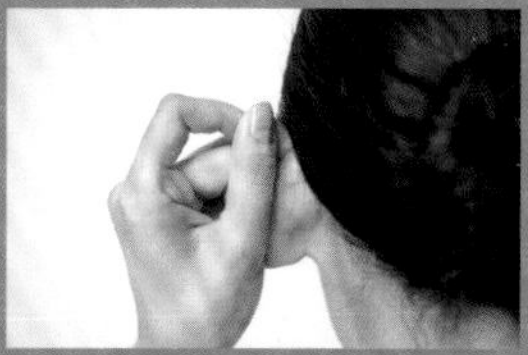

拇指內側需完全貼在耳後。

耳朵保健

調整耳內壓力，活絡耳朵深處

平衡耳壓

1 大口吸氣，用單手的拇指與食指捏住鼻子。

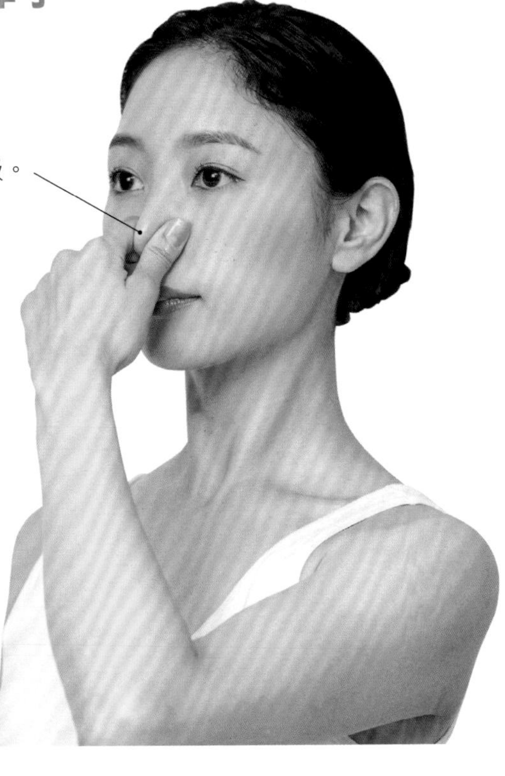

捏住鼻子後，
嘴巴緊閉，屏住呼吸。

按壓部位

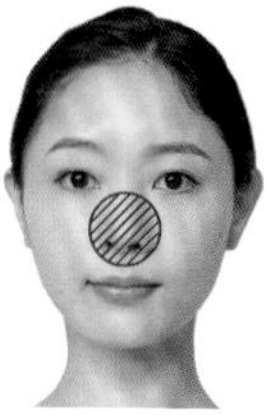

捏住鼻子下端，封住鼻孔。

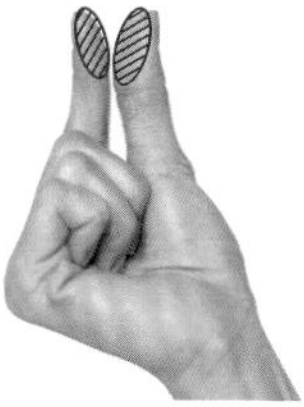

用拇指與食指輕輕捏住鼻子。

2 以鼻子吐氣，將空氣送入耳內。耳內感覺到空氣壓力即可。

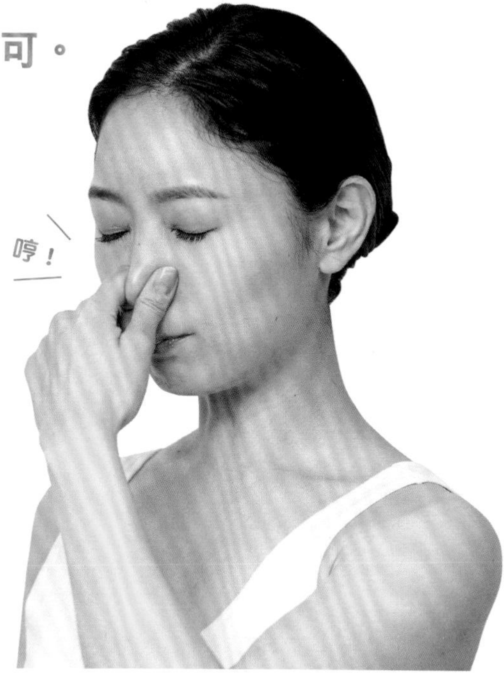

動作要點！

將空氣送入耳內時，若感覺得到空氣進入耳朵，表示耳咽管為打開的狀態，能調節鼓室內的壓力。請注意不要施加過多壓力。

反覆執行3次

目

舒展額頭，打造明亮眼睛、讓視野更清晰

骨骼因駝背、前傾等不良姿勢而歪斜時，頭骨、肌肉和韌帶都會變得僵硬。如此一來，在額骨的壓迫下，額頭會下沉並擠壓眼部，導致眼眶（頭骨中眼球所在的凹陷處）往內凹陷、容積變小。眼眶凹陷也會使眼球凹陷，不僅會因血液循環不良而造成黑眼圈，還會引起視線模糊、視力降低及眼睛疲勞等症狀。

放著額骨壓迫的情形不管，也會造成眼皮下垂與痙攣等各種問題。讓我們透過按摩，解決頭骨僵硬的問題吧！

只要上推額骨並舒展眼眶，就能遏止額骨下沉、擴大眼眶，改善眼睛功能。當額肌等肌肉不再僵硬，就能促進眼周的血液循環、消除浮腫。如此一來，不但能使視

野更清晰，還會擁有一雙明亮大眼，帶來美容效果。

進行眼睛保健時，請注意不要直接按壓眼球，以免受傷。

●舒展眼眶

從兩眼的正上方一帶往額骨上方推，可舒展眼眶。此外，同時以另一手從後腦施壓，可以減輕頸部負擔，獲得更好的效果。請以自己覺得舒適的力道來按摩吧！

●拉提眼頭

上提額骨可達到拉提眼皮、減輕眼頭壓迫的效果，使眼睛更容易睜開、視野更加寬廣。由於額骨和鼻骨相連，也能連帶使鼻子更暢通。

眼部保健

擴展、拉提眼眶

舒展眼眶

1 將單手拇指的根部抵在額頭底部（眼眶的骨頭）上。

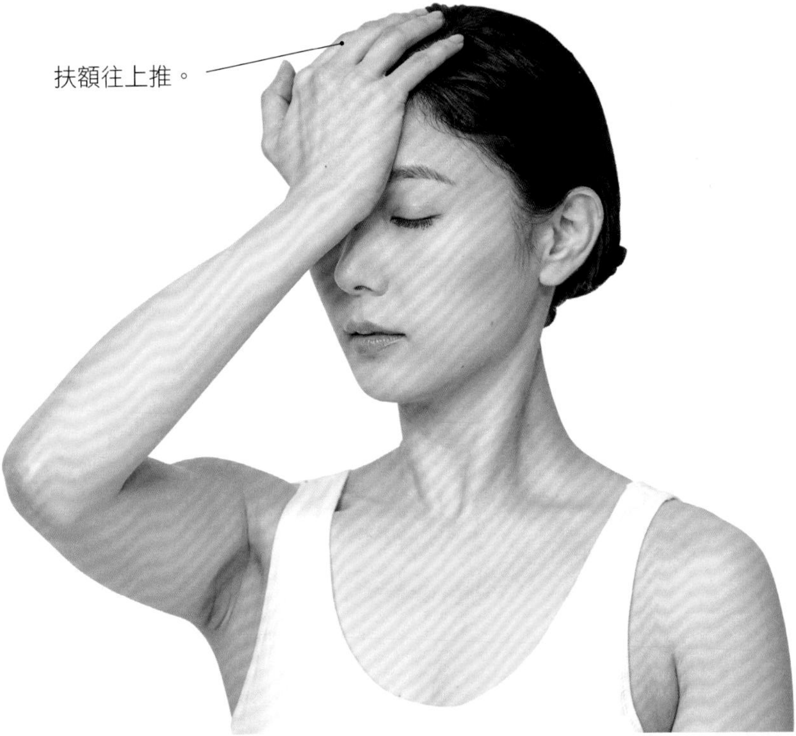
扶額往上推。

按壓部位

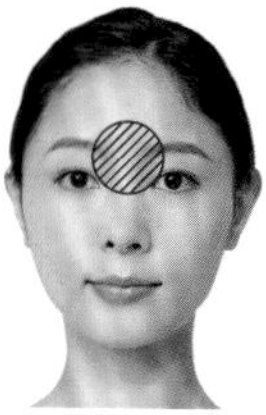

眉頭下方，眼眶中間至鼻子的區塊。

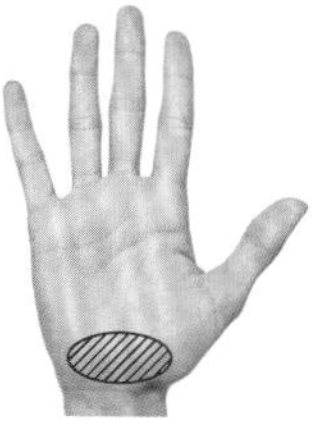

掌根抵在額頭底部。

2 另一手置於枕骨，往前壓。

想像手和頭互相推壓。

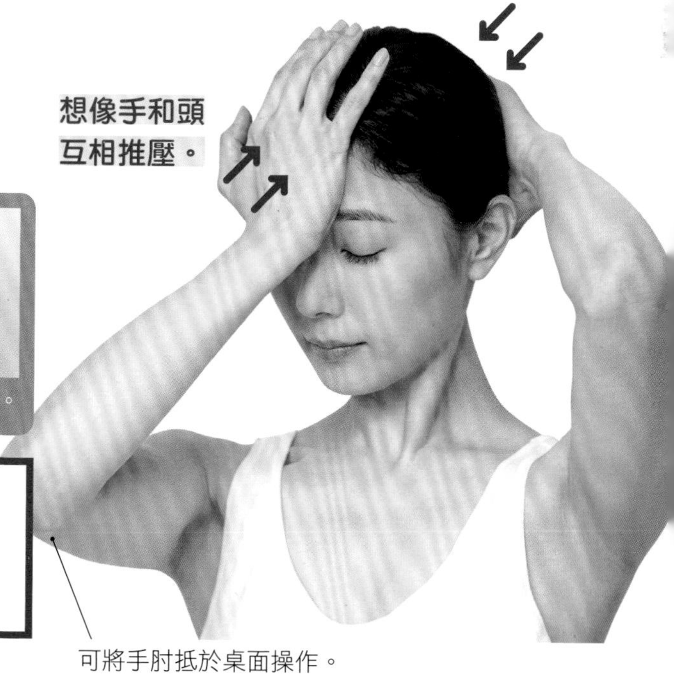

動作要點！

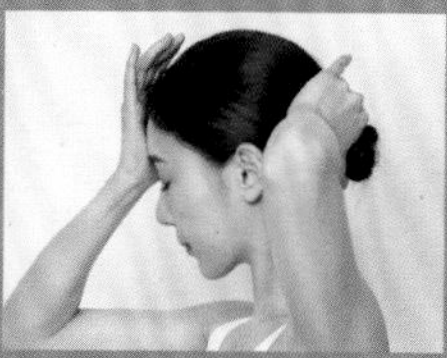

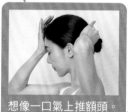

想像一口氣上推額頭。

維持10秒 ×3次

可將手肘抵於桌面操作。

眼部保健

放大眼睛、視野更清晰

拉提眼頭

1 將右手拇指指腹抵在右眼的眼頭處。

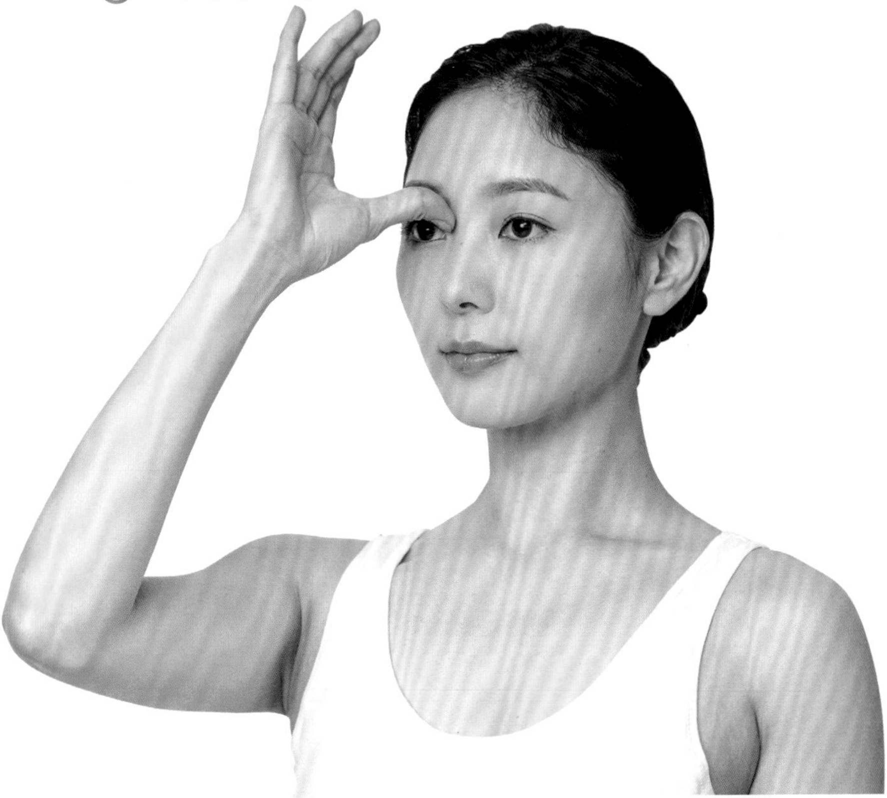

按壓部位

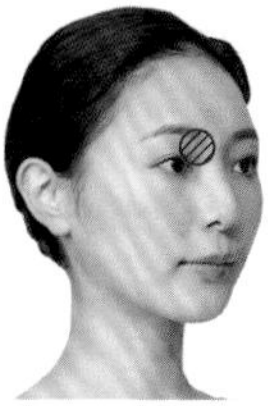

眉頭下方凹槽處，鼻子旁的位置。

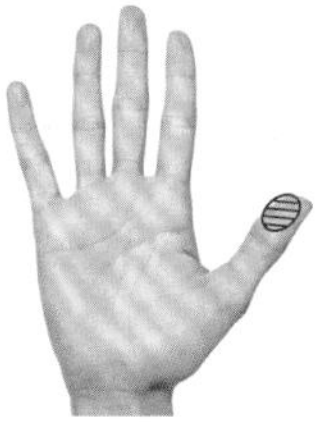

以拇指指腹按壓。

2 左手撐著右手手肘，並往斜上方推。另一側也做相同動作。

動作要點！

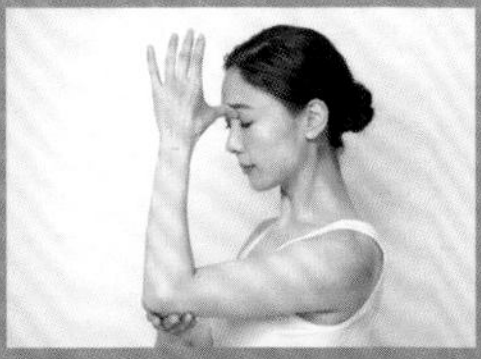

以下方支撐手的力量及頭部的重力，自然形成溫柔的力道並慢慢往上壓，可避免手指直接戳到眼球。

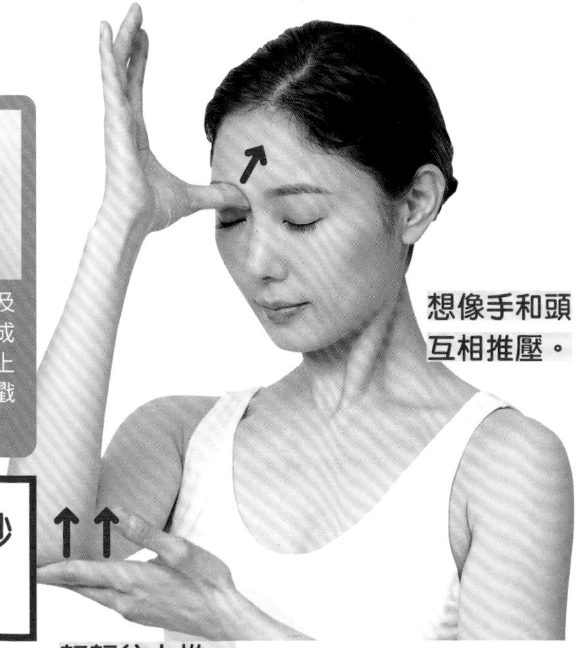

左右各10秒×3次

鼻

矯正鼻梁，讓呼吸更順暢

鼻子的重要功能即是呼吸。以鼻子呼吸，能過濾空氣中的花粉、細菌與病毒等有害物質，溫暖吸入的空氣並將之送入氣管。然而，當頭骨歪斜、額骨下降，會導致鼻梁歪斜、鼻子內部變窄，進而造成鼻塞、呼吸不暢，必須改用嘴巴呼吸。

用嘴巴呼吸，會直接吸入有害物質，並將冷空氣直接送入氣管，使代謝、免疫力低落，容易得到傳染病。

此外，狹窄的鼻腔容易附著花粉等過敏原，進而引起鼻塞等過敏症狀。

因此，**一起調整鼻骨與蝶骨，並矯正整個頭骨，拓展鼻骨與眼頭間的鼻腔吧！**

●左右擴展鼻腔

眼頭位於鼻梁與眼眶的相交處。將右手手指壓在左眼頭旁，輕輕往右側上拉，左手將顴骨慢慢往右側推，就能調整鼻孔大小。兩側都執行這套動作，可改善左右鼻孔的大小差距。感受到顴骨往上、往前推出，就代表蝶骨有移動。

試著以手指輕壓並往上拉提吧！請小心不要手滑而導致受傷。

●上下擴展鼻腔

下壓鼻骨並上提額骨，可將鼻根處的鼻骨往前推，防止鼻骨與額骨過於接近，使鼻子更加暢通，並連帶改善蝶骨後傾的狀況。

除此之外，也能矯正鼻梁，有助於豐富表情。

鼻子保健

拓寬鼻腔，讓呼吸更順暢

左右擴展鼻腔

1 右手食指放在左側鼻根上。

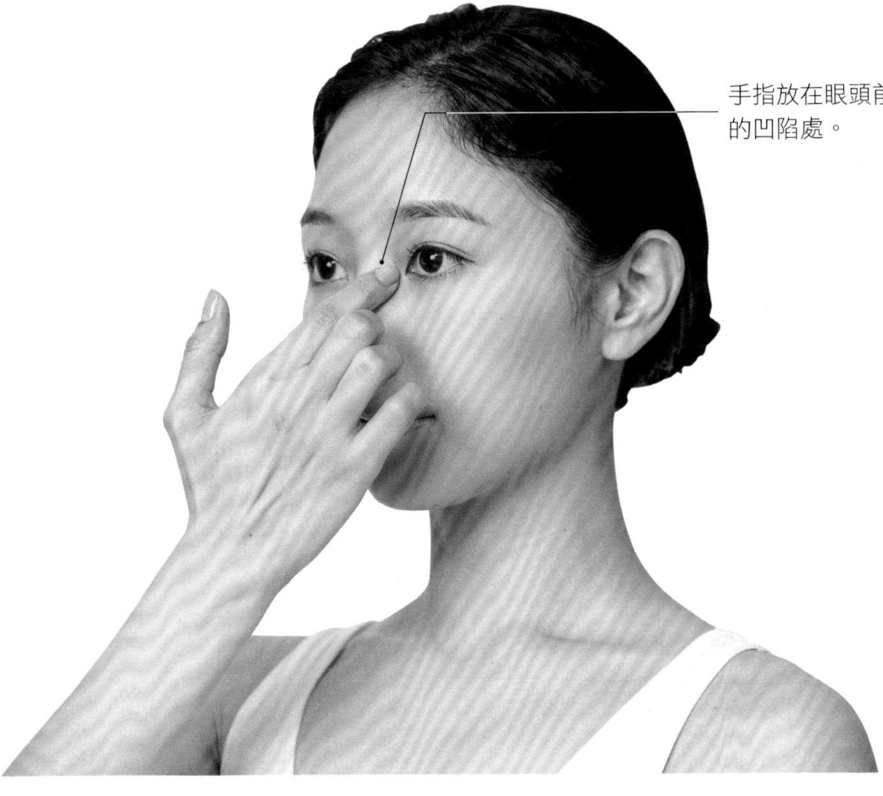

手指放在眼頭前的凹陷處。

按壓部位

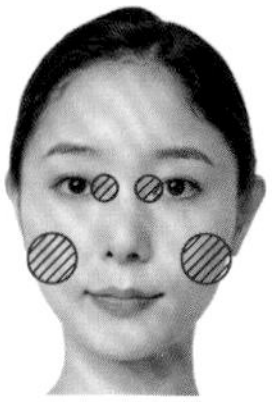

鼻根與眼頭之間，以及臉頰下方。

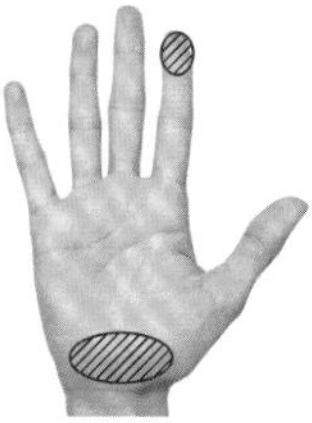

一手食指放在鼻子旁，另一手掌根放在臉頰處。

2 左手掌根放在顴骨下方，右手食指往右邊壓，左手往斜後方上推。另一側的動作相同。

想像食指與掌根互相拉扯。

動作要點！

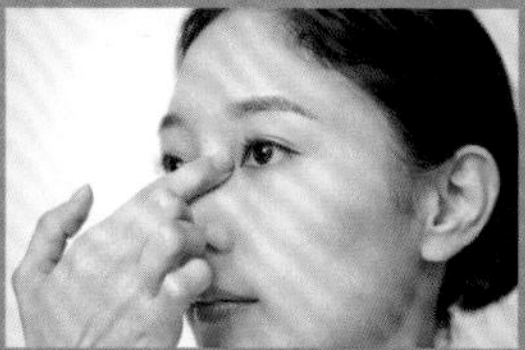

注意不要直接碰觸到眼睛，可以較強的力道刺激。

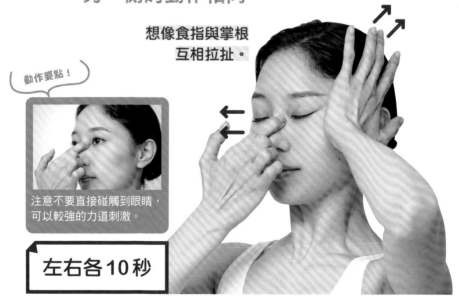

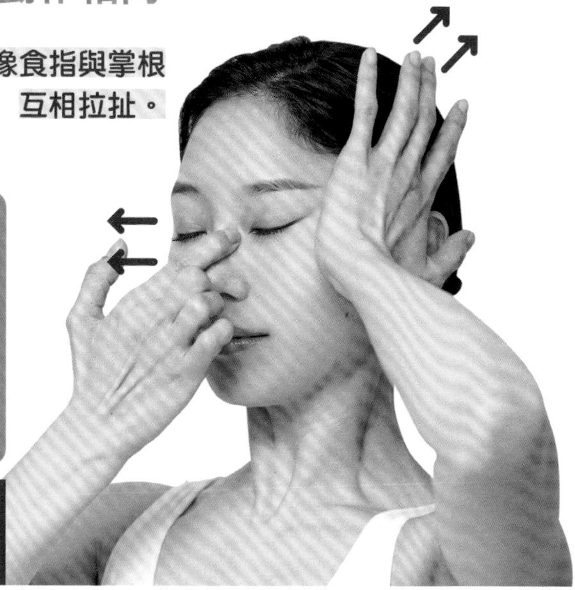

左右各10秒

鼻子保健

減輕對鼻骨的壓迫，矯正鼻梁

上下擴展鼻腔

1 左手捏住鼻根。

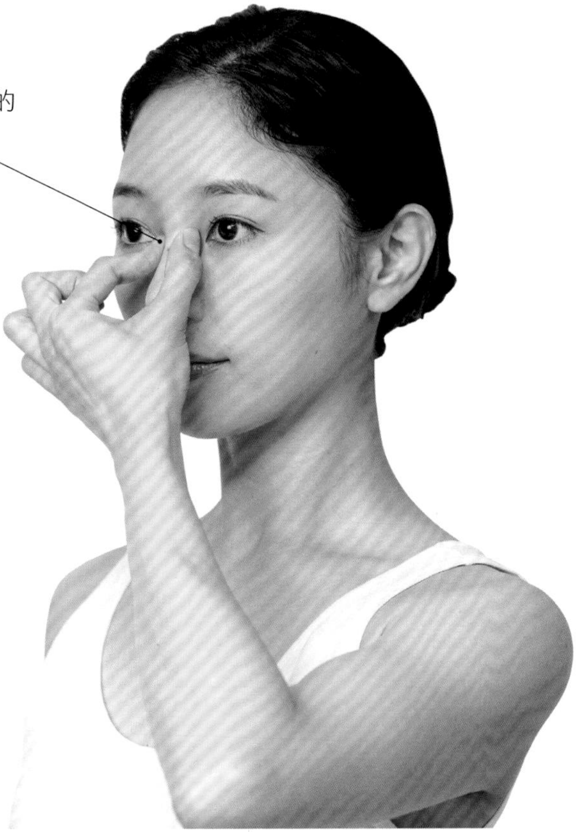
指尖抵在鼻根的骨頭上。

按壓部位

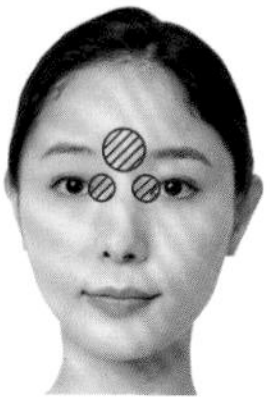

鼻根與眼頭之間，以及額頭正下方。

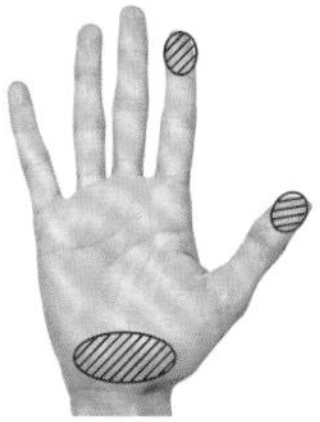

手指捏住鼻子，掌根貼在額頭上。

2 右掌根貼在額頭上。捏住鼻子的手往下拉，右手同時往上推。

想像以鼻子為起點，
上推額頭。

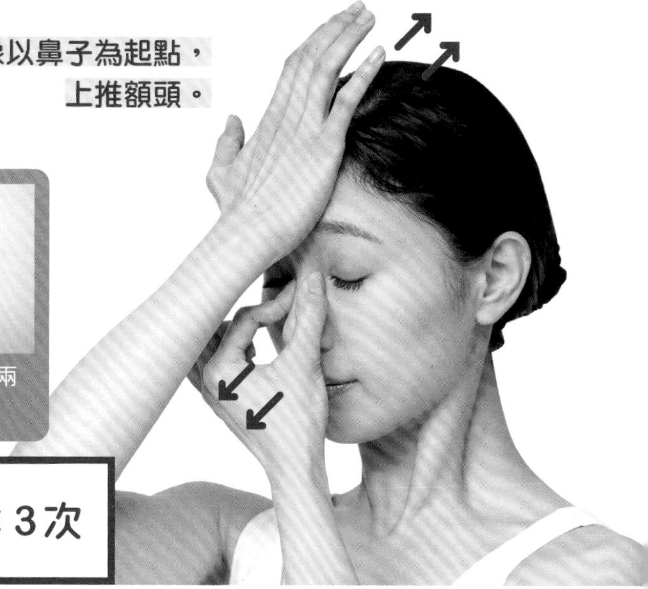

動作要點！

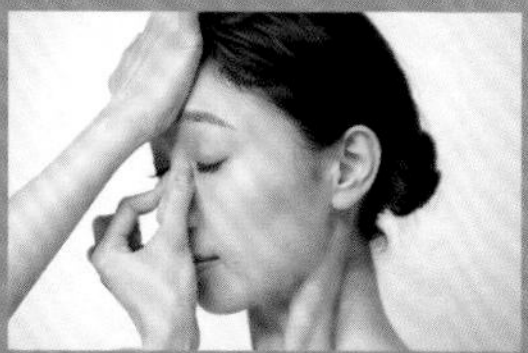

想像上下拉伸鼻子，兩股力道要一致。

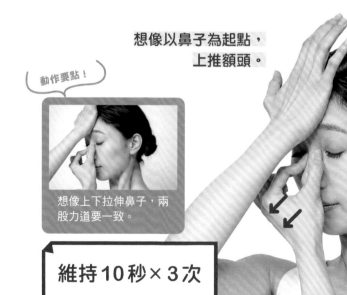

維持10秒×3次

下巴

讓下巴更靈活，提升免疫力

下顎與顳顎關節周圍的肌腱、肌肉等息息相關，與頭骨相連，活動方式猶如單擺。因此，下顎能支撐人體，有助於維持重心平衡。當顳骨與顴骨下降，導致下顎位移而咬合不正時，不僅會造成咀嚼障礙，還會使送往大腦的血液循環變差，甚至引發認知功能低落或頭痛等問題。

透過**舒緩咀嚼肌起點，可改善緊繃的顳顎關節，解決下巴左右不平衡的問題，並減輕對下巴的負擔**。

此外，下顎周邊與舌骨及嘴巴附近肌肉相連，舌頭功能下降，會導致下顎歪斜。

口腔中的舌頭其實只占整體的一至兩成，其餘位在深處的舌骨周邊。舌頭的力量減弱，會導致下顎歪斜，並進而影響整體骨骼。**透過訓練來拉提包含舌骨的整體舌頭，可加強舌頭的靈活度及功能**。如此一來，可養成以鼻子呼吸的習慣，提高免疫力並改善發音。

●舒緩下巴

將食指放在耳朵前方並張大嘴巴，會摸到一個凹陷處，這即是咀嚼肌的起點。可以利用指腹，以稍強的力道按摩凹陷處下方。咀嚼肌鬆開，下巴關節就能得到舒緩，大大增加下巴的靈活度。同時還能改善常發生於右臉的顳顎關節症候群，以及使臉顯大的腮幫子腫大問題。

●上提舌骨

張大嘴巴，將拇指抵在下巴內側的凹槽時，可摸到舌骨的下半部。按摩並刺激這點，就能上提整個舌頭，鍛鍊舌骨並改善發音。

下巴保健

從源頭放鬆咀嚼肌

舒緩下巴

1 張嘴時，雙耳前方會凹陷。將食指抵在凹陷處。

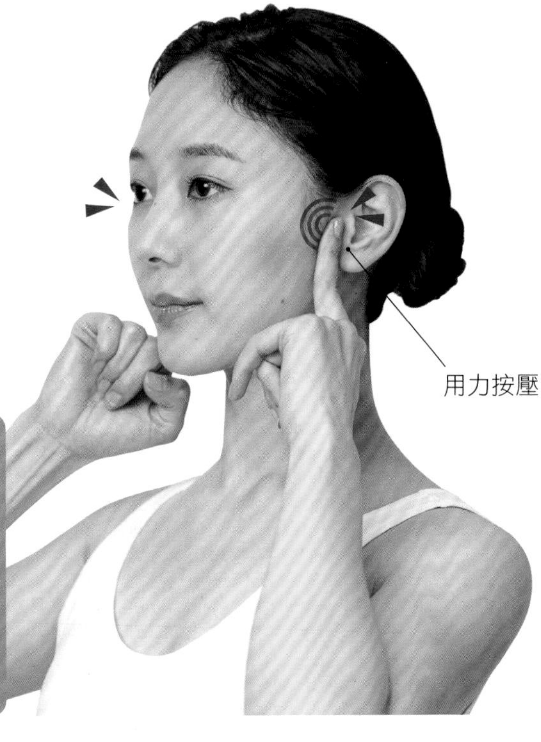

動作要點！

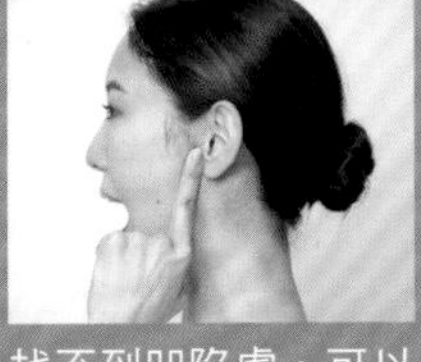

找不到凹陷處，可以反覆開闔嘴巴，手指上下摸索尋找。

按壓部位

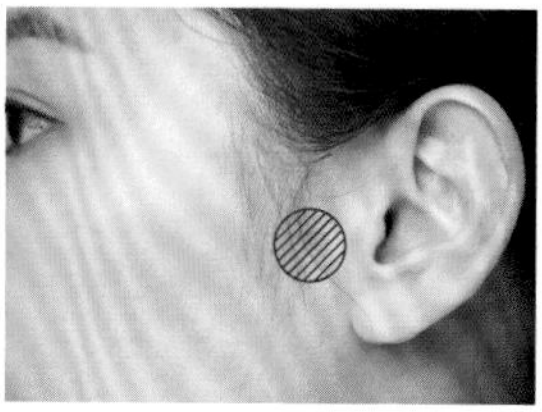

張開嘴巴時，耳朵前方的凹陷處。

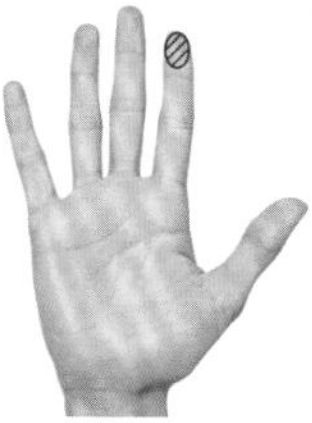

以整個食指指腹按壓。

2 保持張大嘴巴的姿勢，食指上下移動，按摩以鬆開咀嚼肌。

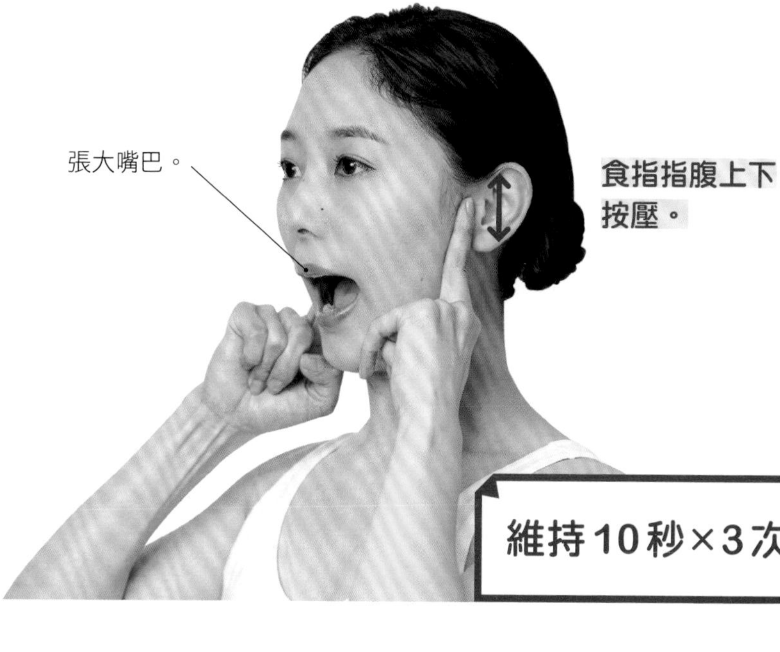

維持10秒×3次

下巴保健

整體提升低位舌

上提舌骨

1 雙手拇指指腹朝上，抵在下巴內側的凹槽處。

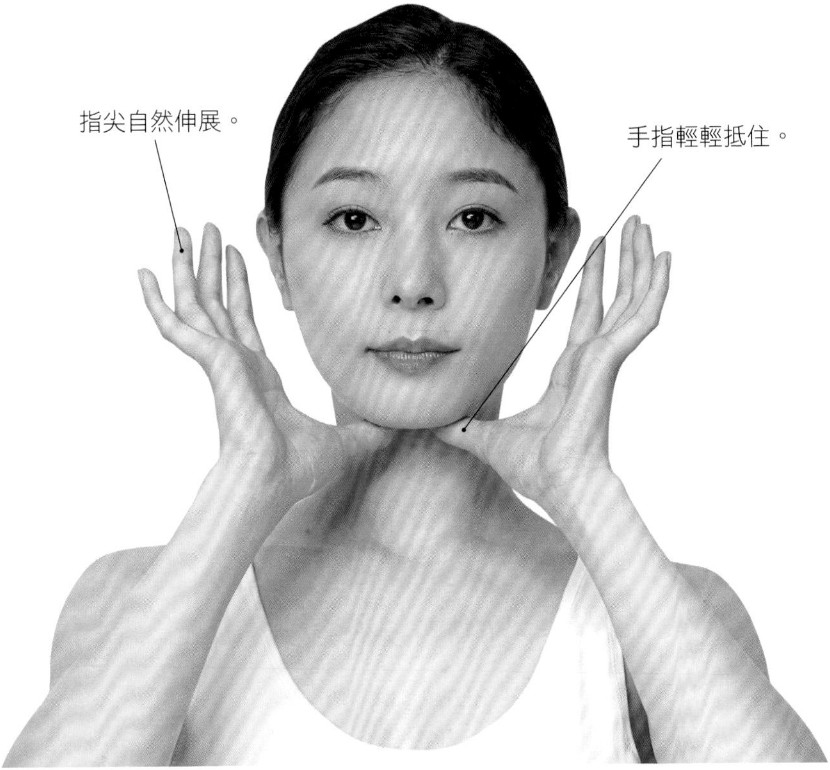

按壓部位

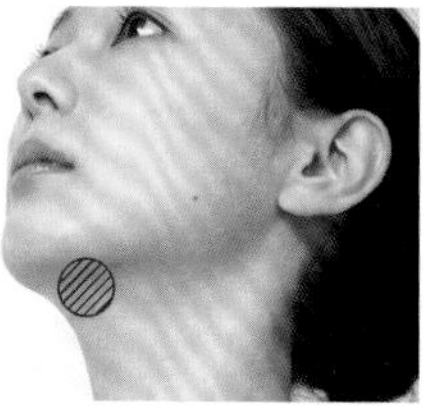

下巴內側淺淺的凹槽處。

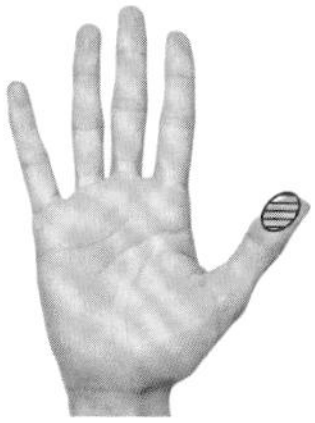

拇指往上抵。

2 抬頭並張開嘴巴，以拇指按壓，鬆開肌肉。

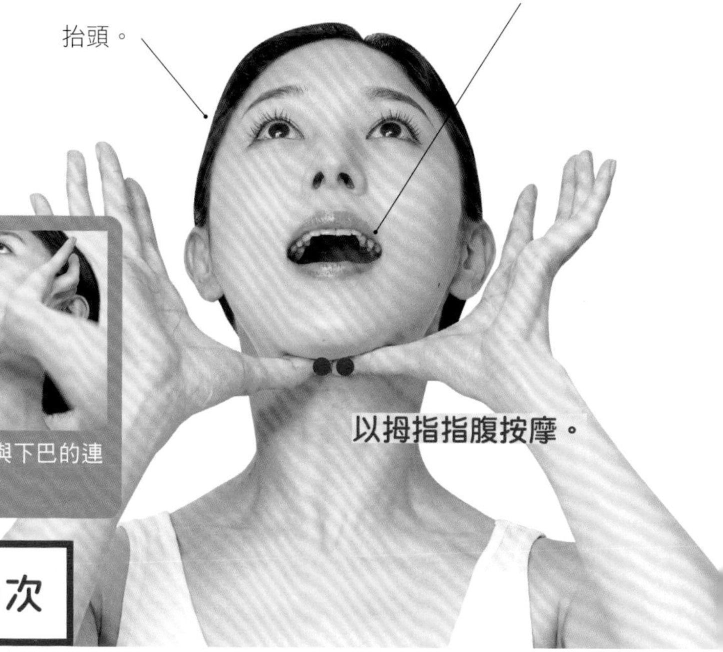
張大嘴巴。
抬頭。
以拇指指腹按摩。

動作要點！

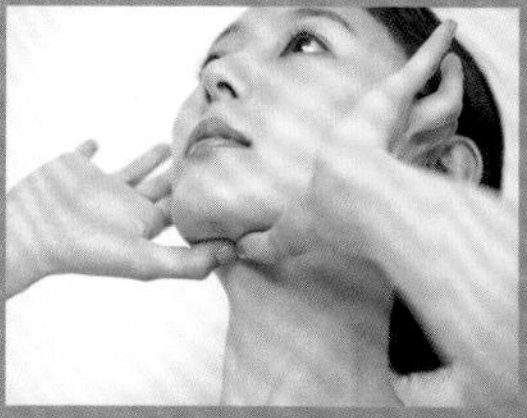

輕輕按壓喉嚨與下巴的連接處。

執行10次

COLUMN

用正確姿勢 找回深呼吸的方法

身體歪斜時將壓迫肺部，導致呼吸變淺，引發各式各樣的不適症狀。

現代人很少能保持正確的站姿及坐姿，多半都有骨盆後傾的問題。長期久坐，會使骨盆容易後傾而駝背。正確姿勢是骨盆與地板垂直，或是與肩膀、耳朵保持在一直線上。如下圖所示，當骨盆向前後左右傾斜，全身會跟著歪斜。

姿勢不良時，胸廓會受壓迫而變薄，進而擠壓到肋骨與胸骨。如此一來，胸廓內的肺部將被迫縮小，使呼吸變淺，讓整個身體呈現缺氧狀態，難以消除疲勞，導致免疫力降低、容易生病。因此，必須時常提醒自己保持正確姿勢。

骨盆歪斜將影響全身

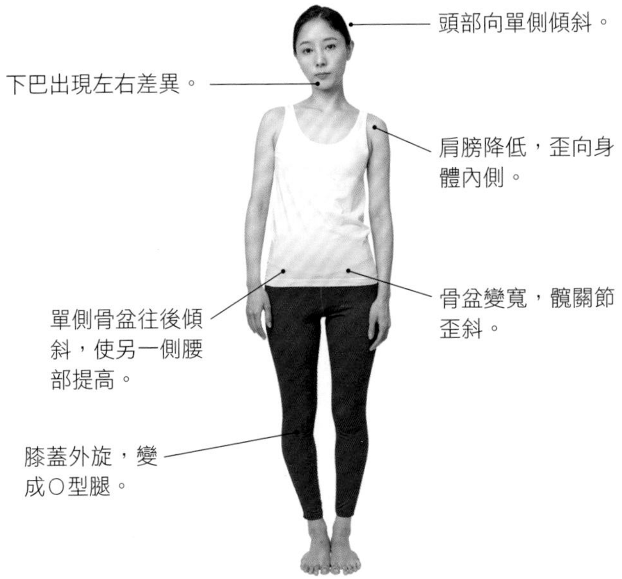
頭部向單側傾斜。
下巴出現左右差異。
肩膀降低，歪向身體內側。
骨盆變寬，髖關節歪斜。
單側骨盆往後傾斜，使另一側腰部提高。
膝蓋外旋，變成O型腿。

第 4 章

不知不覺間減緩不適，重返年輕！

超簡單保健

訓練舌肌

總是吃軟的食物、不常說話，都會導致舌頭功能衰退。尤其現今新冠肺炎肆虐，人與人之間交談的機會減少，更需要格外注意這點。

舌頭由肌肉組成，不使用就會造成肌力衰退。舌頭的靈活度降低，吞嚥能力便會減弱而容易嗆到。

此外，肌力衰退會使舌頭下垂、貼緊下顎。舌頭重量對下顎造成負擔，就容易形成雙下巴。透過訓練舌肌，可望恢復舌頭退化的功能，且與「上提舌骨」（↓P92）一起鍛鍊會更有效果。

鍛鍊舌肌的好處不僅止於此，還可連帶刺激表情肌肉和喉肌等，改善雙下巴及頸部肌肉鬆弛的問題；強化嘴巴周邊肌肉，預防法令紋；刺激唾液腺，分泌更多具殺菌和抗菌作用的唾液，預防蛀牙、牙周病及口臭等症狀。

1 臉部朝上，伸出舌頭。

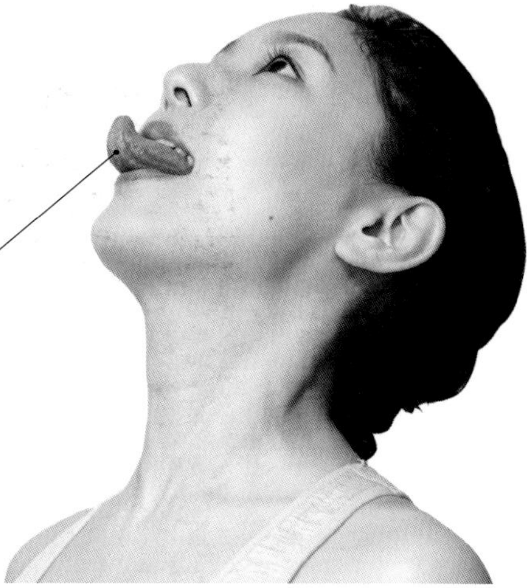

盡可能伸長舌頭。

2 緩緩左右擺動舌頭。

左右擺動舌頭。

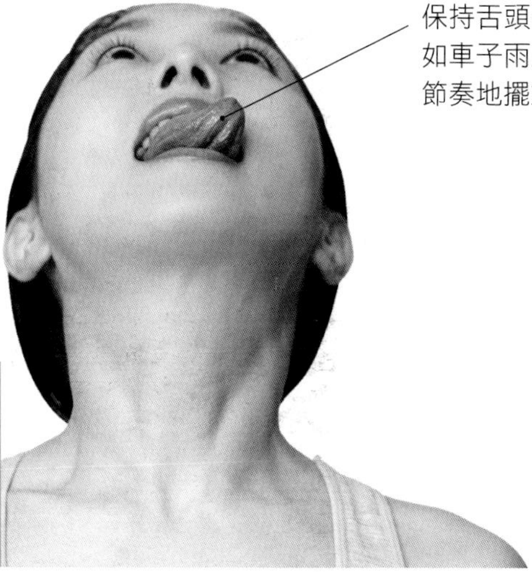

保持舌頭伸出，如車子雨刷般有節奏地擺動。

左右擺動共 20 次

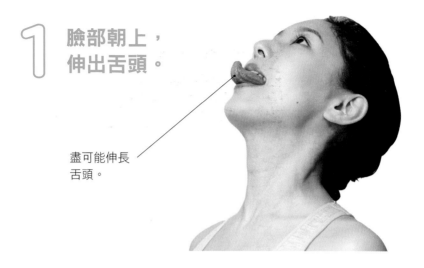

有效改善臉部鬆弛

上提顴骨

當顴骨受頭骨其餘部分壓迫而下降時，將會導致臉部的線條鬆弛。

此外，現今長期配戴口罩，造成表情肌僵硬，也會使臉部肌肉整體下垂，令人浮現老態。

透過上提顴骨訓練，可拉提臉部線條，重回年輕樣貌。

操作方法很簡單，以舒適的力道按壓顴骨，並往左右兩側拉提即可。

顴骨的位置提升，將能舒緩周邊表情肌，頭骨外側的顳骨和額骨也會一併上提，矯正整個頭骨。

與「拉提眼頭」（↓P80）一起執行，可讓眼睛回到原本的高度，改善眼瞼凹陷、下眼瞼下垂與眼睛細紋的問題。除此之外，整張臉也能更顯年輕，非常推薦實行，有時間請務必嘗試。

1 雙手掌根放在顴骨上。

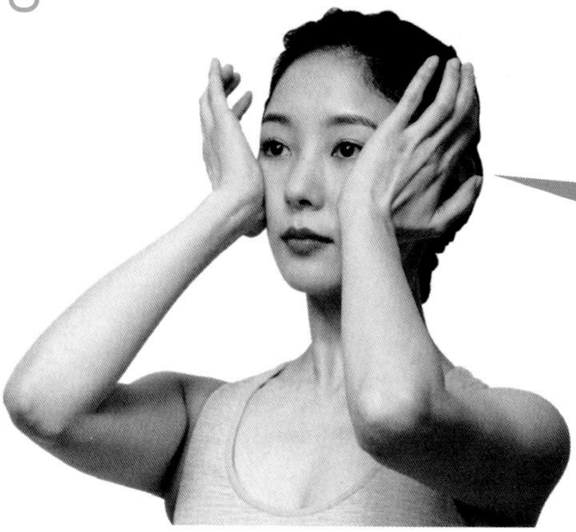

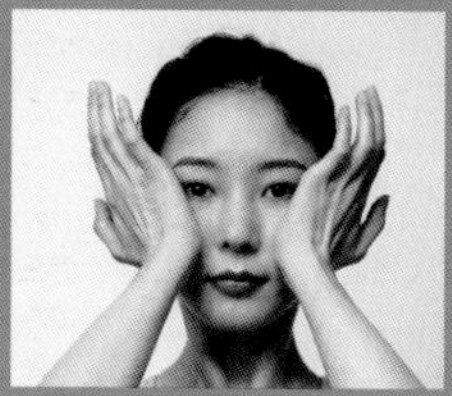

兩側顴骨的下方。

2 雙手手肘撐在桌上，將顴骨往左右兩側拉提。

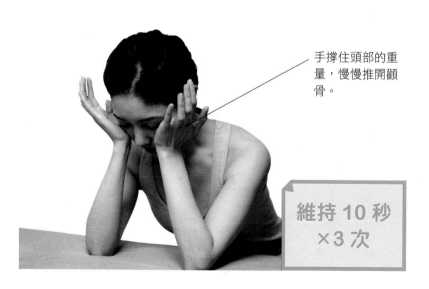

手撐住頭部的重量，慢慢推開顴骨。

維持 10 秒 ×3 次

有效小臉術

唇部運動

若想要甩掉臉部贅肉、擁有鵝蛋小臉，必須鍛鍊嘴巴周邊的肌肉。

本篇介紹的動作能直接活動表情肌，使臉部線條更加俐落，關鍵在於收緊嘴唇。

首先，請盡可能張大嘴巴，藉此拉提臉頰肌肉、縮緊下巴肌肉。簡而言之，就是讓整張臉出力、收緊肌肉。

接著，請內收嘴唇，延展全臉肌肉。

透過出力再放鬆的動作，可有效刺激肌肉。除此之外，可平均地刺激到嘴角至臉頰的顴大肌、拉開嘴角的笑肌、咬東西用的咀嚼肌，以及嘴唇周圍的口輪匝肌。

隨著年齡增長，嘴唇會漸漸下垂、人中會變長。透過這套運動，可活化全臉肌肉，找回豐富的表情！

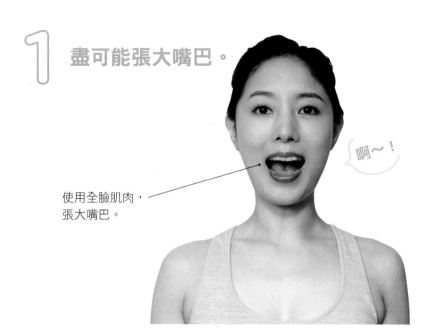

1 盡可能張大嘴巴。

使用全臉肌肉，
張大嘴巴。

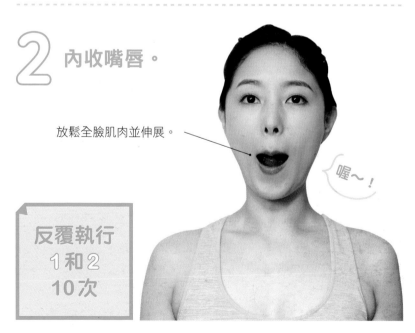

2 內收嘴唇。

放鬆全臉肌肉並伸展。

反覆執行
1和2
10次

舒展鎖骨

長時間使用手機和電腦的人，常會出現肩關節內旋的「圓肩」問題。

長此以往，會使頸部前側的斜角肌僵硬、肩頸緊繃、神經壓迫而手麻等，還會引發呼吸變淺等各式各樣的問題。

鎖骨位於肩頸連接處，是斜角肌的起點。因此舒展鎖骨，可以有效舒緩緊繃的斜角肌。

只要用手指慢慢按壓鎖骨的凹槽處，就能讓肩頸更靈活，解除緊繃與僵硬的狀態。

按壓時，請同時上下擺動手臂。

需要注意的是，若頸部肌肉緊縮，無法自行觸碰到鎖骨時，表示周邊肌肉與鎖骨已經受損，請勿強行按壓鎖骨凹槽，以溫柔的力道刺激即可。

1 以右手手指按壓左側鎖骨的凹槽。

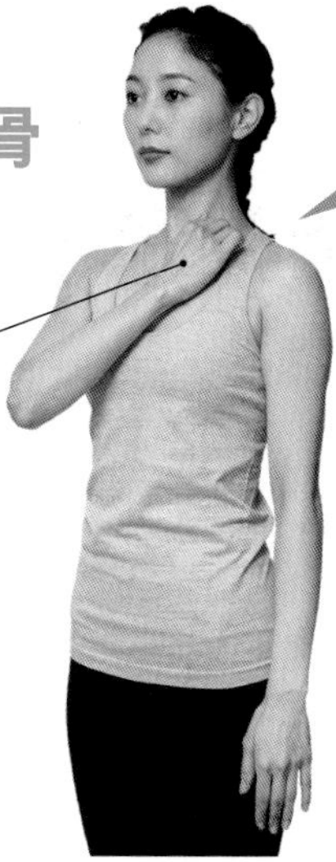

使用食指、中指及無名指，沿著鎖骨按壓。

手擺在這裡！

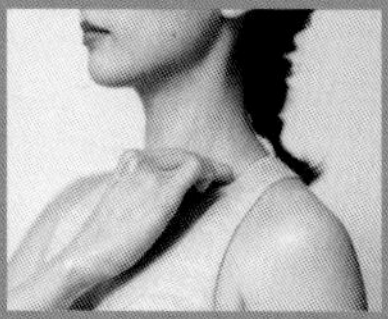

手指放入鎖骨凹槽。

2 同時上下擺動左側手臂。另一側的動作相同。

慢慢擺動手臂。

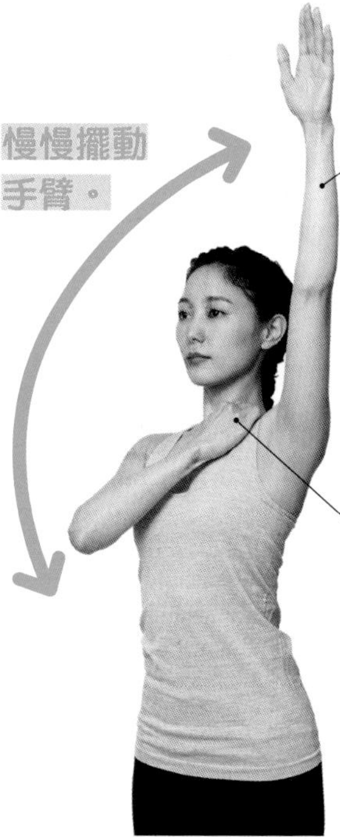

請勿勉強，盡可能往上舉即可。

同時以輕柔的力道按摩鎖骨。

左右各10次

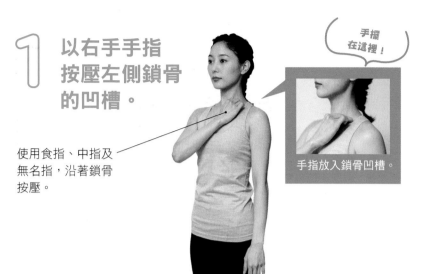

舒展胸骨

駝背會使胸口內縮、呼吸變淺，因此需要擴展胸膛、鼓起肺部深呼吸，舒展位於胸部正中央的「胸骨」。

藉由深呼吸來放鬆身體，可使副交感神經占據優勢，有效調整自律神經。

胸骨與肋骨相連，只要放鬆胸骨，就能自然而然地平衡自律神經。

首先雙手握拳，拳心抵著胸骨上下移動，鬆開胸骨受到擠壓的區塊。

舒展胸骨後，胸廓會變大，其中的肺部有足夠的空間鼓起，就能很好地深呼吸。不僅如此，解決駝背問題後，體態會顯得更年輕。

心情緊張時做這套訓練，可藉由活絡副交感神經，達到放鬆心情的效果。

1 雙手握拳，拳心抵著胸骨。

使用手的這個位置！

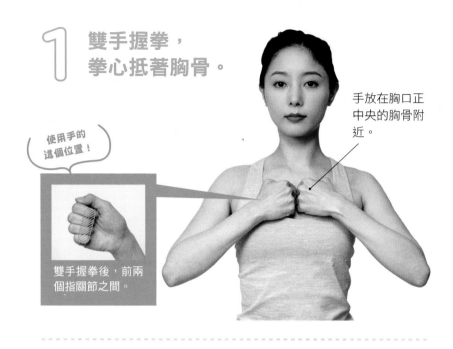

雙手握拳後，前兩個指關節之間。

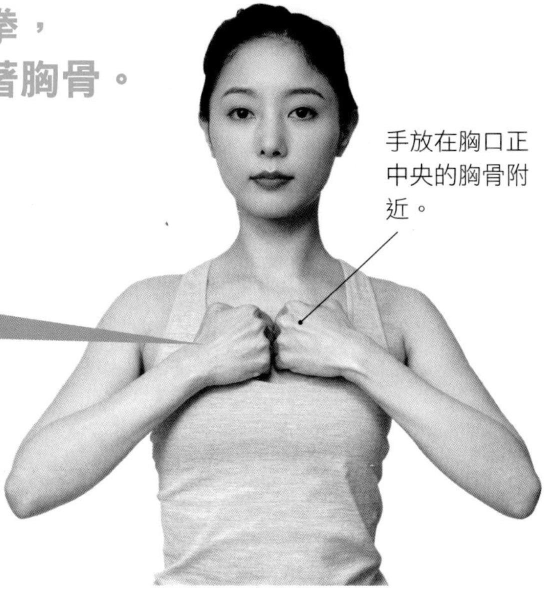
手放在胸口正中央的胸骨附近。

2 上下移動雙手按摩。

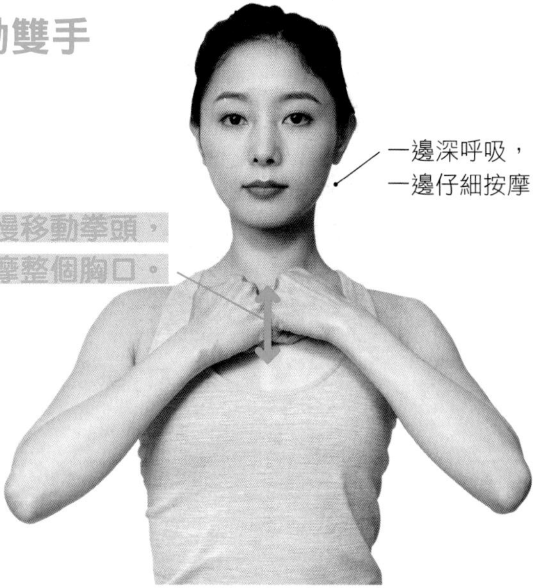
一邊深呼吸，一邊仔細按摩。
慢慢移動拳頭，按摩整個胸口。

共20次

舒展額頭

思考或感到煩惱時，額骨容易緊繃。而肌肉僵硬時，就容易使肌膚鬆弛，額頭與眉間的皺紋也會隨之加深。

除此之外，當額頭中心的頭骨骨縫受到擠壓時，會引發自律神經失調，導致失眠。

這時，請試著輕柔地搓揉額頭的肌膚，鬆開緊繃的眉間。只要稍微刺激額頭，即可鬆動頭骨的骨縫。

輕輕按摩並舒展覆蓋於頭骨骨縫上的皮膚，身體便能因此得到放鬆。

執行的同時，想像釋放前額的壓迫感，會更具效果。

當感到煩躁、不安而無法入眠時，請務必嘗試這個方法。睡前執行這套動作，有助於舒緩緊張的情緒，更好入眠。

1 食指、中指、無名指抵在額頭上，小幅度上下移動，輕柔地按摩。

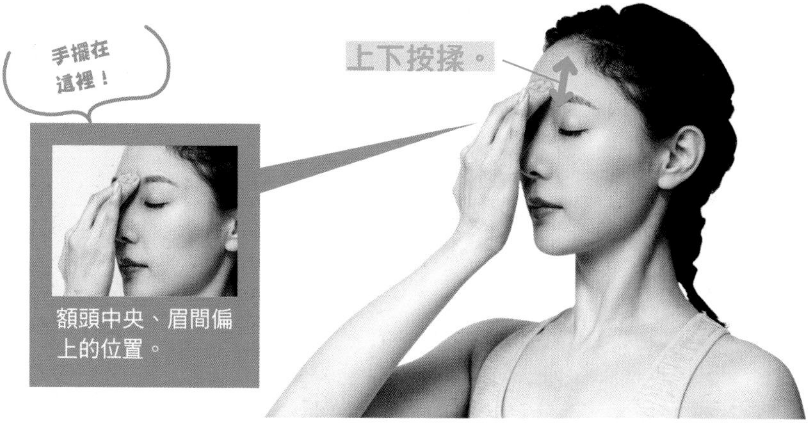
手擺在這裡！
額頭中央、眉間偏上的位置。
上下按揉。

2 接著小幅度左右移動，同樣輕柔地按摩額頭。

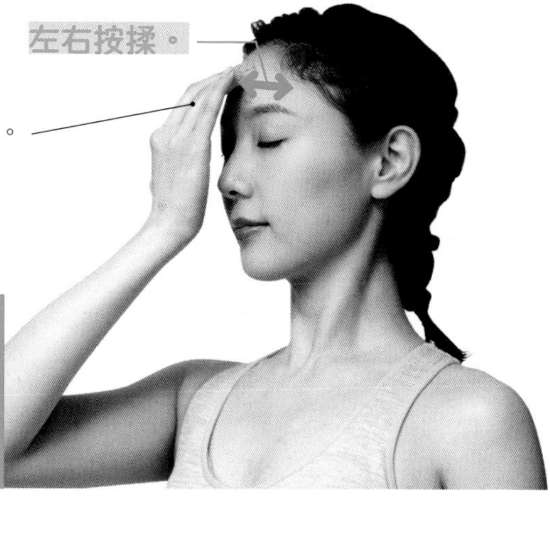
左右按揉。
放鬆所有骨縫。

上下、左右各10次

有效改善頸部僵硬

頸枕

想改善頸部疼痛及僵硬的問題，推薦使用隨手可得的毛巾枕。將毛巾（寬約33公分、長約80公分）捲成枕頭狀，墊在頸下，躺5～10分鐘左右，就能舒緩僵硬的頸部，使頭部變輕盈。

值得注意的是，高度調整至10公分左右即可，要使枕骨能稍稍碰到地板。若枕骨離地，會對頸部造成過大負擔。毛巾柔軟有彈性，能防止頸部肌肉受傷，達到好好放鬆的效果。也可使用毛毯或浴巾。

然而，執行時間過長仍會對頸部造成負擔。請控制好時間，切勿中途睡著。

躺好後，只要慢慢深呼吸、放鬆全身即可。

當遠距工作或長時間進行文書工作，讓你的脖子負擔過重時，執行這套動作便能防止頸部疼痛或肩頸僵硬情形惡化。

1 將毛巾捲成約10公分高的枕頭。

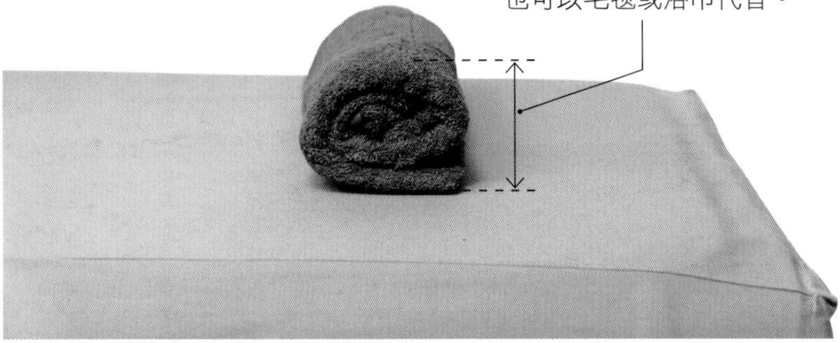
高約10公分即可，
也可以毛毯或浴巾代替。

2 將毛巾枕墊在頸部下方，完全躺下。

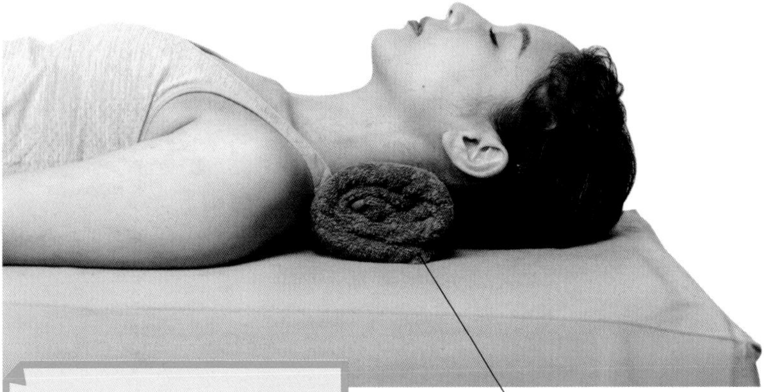
放鬆全身力量。
慢慢深呼吸。
維持5～10分鐘
毛巾枕的高度要使枕骨能
微微碰到地板。

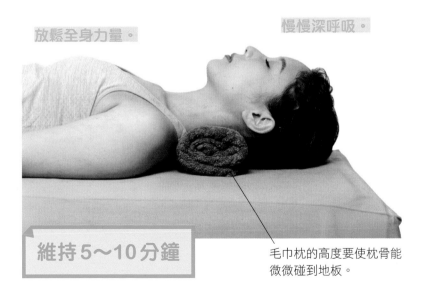

結尾

本書主要在倡導「頭骨歪斜會造成頸部以上的不適」。不過，矯正好頭蓋骨不僅有益健康，也可達到美容的效果。

我收到許多患者開心的回饋，表示自己「眼睛變大」、「鼻子變挺」、「臉部線條變得更俐落」、「不再駝背，看起來更年輕了」等等。

隨著年齡增長，將面臨骨頭萎縮、皮膚失去彈性、肌力下降等狀況。放任身體老化，會使臉部、身體都漸漸鬆弛。養成舒緩肌肉、調整骨頭的自我保健習慣，可使外表保持年輕。具體如下所述。

當顴骨上提，臉部的左右差異變小，就能獲得一張標緻小臉。

當額骨上提，就能減少額頭上的皺紋，同時舒展眼眶，讓眼睛炯炯有神。

當鼻骨上提、歪斜改善，就能讓鼻梁更挺、表情更豐富。

當鍛鍊好舌骨、矯正下巴歪斜後，就能揮別惱人的雙下巴，恢復乾淨俐落的臉部輪廓。

我認為擁有美麗的骨骼就是保持健康的祕訣。身體歪斜不只影響美觀，更昭示一個人的健康狀態，為身體不適的徵兆。讓我們一起努力，以打造端正、對稱的骨骼為目標吧！

本書介紹的方法能整體改善骨頭和肌膚，不僅效果立竿見影，也容易維持。養成這些自我保健習慣，即可在改善不適症狀的同時，恢復年輕的身體。

希望本書能幫助各位找回美麗與健康。

二〇二二年春天

作者

著者

清水六觀

整復推拿師，開設體幹整體沙龍「六觀塾」。
出生於1955年。國中參加柔道比賽時，膝蓋曾嚴重受傷，自此長年為疼痛及不適所苦。以此為契機，開始學習各種治療方法和整復術，靠自己克服疼痛。他將骨骼歪斜視為現代人身體不適的原因之一，並確立了一套獨樹一格的矯正理論，由於方法能立即見效而大受好評。清水六觀以「靠自己改善不適」為座右銘，憑藉改善不適的神手名號活躍於各大媒體，並獲得許多知名藝人的信任。除了整復工作之外，也致力於舉辦啟蒙活動，教導眾人身體的正確使用方式。擁有《整復推拿師的眼壓重設術：視力回升0.2》等多本暢銷著作。

STAFF

封面設計／田村 梓（ten-bin）
攝影／岡田ナツ子（Studio Mug）
髮型／中村未来（オン・ザ・ストマック）
造型／松永かなみ（オスカープロモーション）
本文設計／平田治久（NOVO）
插畫／湯沢知子
背景插畫／BACKBONEWORKS
編輯協力／西村舞由子（編集工房まる） 二平絵美
編輯／三宅礼子

整復推拿師的耳道開關術
提升「聽力」！

出　　版／楓葉社文化事業有限公司
地　　址／新北市板橋區信義路163巷3號10樓
郵政劃撥／19907596 楓書坊文化出版社
網　　址／www.maplebook.com.tw
電　　話／02-2957-6096
傳　　真／02-2957-6435
作　　者／清水六觀
翻　　譯／李婉寧
責任編輯／邱凱蓉
內文排版／洪浩剛
港澳經銷／泛華發行代理有限公司
定　　價／320元
初版日期／2023年4月

國家圖書館出版品預行編目資料

整復推拿師的耳道開關術：提升「聽力」！／清水六觀作；李婉寧譯. -- 初版. -- 新北市：楓葉社文化事業有限公司, 2023.04 面； 公分

ISBN 978-986-370-523-9（平裝）

1. 推拿 2. 按摩 3. 耳

413.92　　112001868